医 学 史

[英]罗布利·邓格利森　著

李洪浩　刘　淑　译

天津出版传媒集团

天津科学技术出版社

图书在版编目(CIP)数据

医学史 / （英）罗布列·邓格利森著；李洪浩，刘
淑译. - 天津：天津科学技术出版社，2020.1
ISBN 978-7-5576-6028-4

Ⅰ. ①医… Ⅱ. ①罗… ②李… ③刘… Ⅲ. ①医学史
－世界 Ⅳ. ①R－091

中国版本图书馆 CIP 数据核字(2019)第 073984 号

医学史

责任编辑:王朝闻　刘　磊

出版：**天津出版传媒集团**
天津科学技术出版社
地址：天津市和平区西康路 35 号
邮编：300051
电话：(022) 23332400
网址：www. tjkjcbs. com. cn
发行：新华书店经销
印刷：三河市华晨印务有限公司

开本　710×1000　1/16　印张　10　字数　130 000
2020 年 1 月第 1 版第 1 次印刷
定价：39.80 元

如对本书有意见和建议或本书有印装问题,请致电 010—50976448

目 录
CONTENTS

第一章

医学的起源

　　从历史的角度看,每个时代医学科学的进步都伴随着当时的自然科学与社会科学的共同进步。然而,这些科学都被打上了神话和迷信的烙印,因此都有各自的不完美之处。我们可以看到,在我们祖先生活的时代,他们对于解释现象有很多奇异的幻想、古怪的理由和众多的困惑,这些在他们的哲学上都有所体现。若是深入研究,我们会发现,他们的发现和行为在我们看来有很多不足之处,但其实在当时他们所处的生活条件下,这已经是很大的进步了。

　　在临近的两个时代,追踪医学的进步不是一件容易的事情;但若是选择时间间隔比较远的两个年代,我们就会发现,人们在认知上的进步还是很明显的。举例来说,相比于 19 世纪,远古时代是一个茹毛饮血的野蛮时代,当时的医师扮演的是巫师的角色。医疗和药品被看作是一种神秘的巫术,这些巫师也被认为能与精神和信仰世界相通。那个时代的药品是由非常不可靠的成分制成的,比如用来治疗疟疾的是挂在脖子上的辟邪物件和咒语;用来缓解肠绞痛的是取自《伊利亚特》(*Iliad*)的六部格诗;用来治疗风湿病的是一首哀歌。

　　在当今时代,许多与早期医学相关的迷信活动仍有盛行。活动所用的设施及不完善的实验科学使这些活动只能在被认为等级较高的人群中传播，平民不能参加活动。

实际上，这些所谓的等级较高的人在知识方面也有很大的缺陷。他们其实已经是那个充满迷信思想的年代中最富有知识的群体，但是他们不用知识来进行试验和观察，而是认为这是祖先的旨意，不敢质疑巫师的话。如上文所提到的，在当时他们生活的年代，妄想是无法避免的，世界就是注定要这样螺旋进步，并且当新的智慧之光照耀时，就仿佛人的眼睛适应光线一样，这需要一段时间才能被人们接受。在这些新出现的观点中，有一些是真理。随着世界的进步，无论是螺旋上升式的进步，还是原地踏步没有进展的螺旋，无疑都是前人经验的结果。在那些灰暗的年代，没有依据的猜想和做梦一样的狂热一定都是先于合理解释和理性观察出现的，但这些都是必要的过程，并且和最终正确观点的出现密不可分。

深信一些人能获得治愈疾病的能力、让别人患病的能力以及控制自然运转的能力，这些是最古老的迷信。这样的迷信出现在世界的每一个民族中。这种迷信广泛流行的同时证明，人的思想就像是一片可以随意被培育无条件信任的土壤，尤其是在那个蒙昧无知的时代，更是如此。生活中有如此多的恶魔，以至于蒙昧的头脑根本无法预防或者逃离，这也赋予了每个时代急于实现愿望的使命，所以我们不必吃惊于每个年代都有相当多的人成为骗子的牺牲品。我们可以发现，他们的骗术就是利用恶魔的威胁或超出社会能给予的对美好未来的承诺。即使揭露了骗术的真相，或者这些事情被法律和教义所禁止，也无法阻止这样的欺诈和荒谬言行的盛行。这些骗术成功的基础是人们心中的焦虑和对美好未来的期待。

描绘医学的起源，花费了当时研究者大量的时间。18 世纪初，埃尔托夫的舒尔策（Schulze）教授认为，在人类诞生之初就应该有了医学实践。维也纳的外科医生布兰比拉(Brambiua)声称，图博尔·科恩(Tubal Cain)发明了用于减轻骨折手术痛苦的麻醉手术器械和其他医疗器械，并基于此认为外科手术比药品的使用历史更早。

有证据表明，药品有很长的应用历史。对人类来说，在医学不发达的年代经常出现各种各样导致死亡的因素，人类逐渐学会了缓解疼痛和治疗的外伤的方法。另外，人类所吃的某种食物，具有令人舒适和清爽的作用，也可以让人们根据食物的特性，用某种特定的饮食规则来应对一些常患的疾病。药品最早可能只是人类偶然发现的几种内服或外用的、有效的植物叶子。人们会把多数不熟悉的、无法治愈的内科疾病归因于神秘巫术，或者是来自人们被教育要尊重的神明的愤怒，因此他们选择的治疗方式就是举行试图驱散神秘魔力和用来平息神明怒气的仪式和典礼。于是，很多迷信的做法就会代代相传。这些就是我们能想象到的医学巫术的起源，这些做法确实和当今非洲、澳洲、波利尼西亚和苏门答腊等地方的原始部落的行为一致。

第一批把自己凌驾于普通百姓之上，研究医学并通过医学实践获得成功的人被尊为"神"。人们为这些人修筑了祭坛，牧师成了这些神的代言人，受到人们的尊重和求助。因而很长一段时间里，医学实践是神职人员工作内容的一部分，这些医学实践存在于神坛管理人员诸多神秘的仪式中。在相当长的时期里，除了曾经被证实能够成功治愈外伤和疾病的医疗方式和工具外，没有其他的医疗手段。那时根本没有医学科学，甚至没有医师。医师可能是轮流担任的，可能就是那个有了疾病而自愈的人被推荐为医师，或者是口口相传道德高尚的那个人。希腊历史学家希罗多德(CHerodotus)告诉我们，即使是在他生活的时代，巴比伦、迦勒底和其他的一些国家也没有医师。当有人生病时，这个人就被放在公共街道上，有过类似疾病的或者目睹过相似症状的路人会向病人询问他的症状，并依据他们记忆中的治疗方法给一些建议。

第一个追溯医学起源的人和追寻其他知识起源的人一样，把目光投向了埃及人。但是埃及的历史存在太多的预言并且混合着神话故事，不太可能是医学或者其他科学的起源地。印度等国的医学仅是，流落于民间未经研究和证实的迷信的传统治疗手段的合集，即便是 19 世纪，在这些国家仍是如此。

第二章

古埃及人的医学

古埃及似乎是最早培育医药的国家。然而,在公元前 617 年普萨美提克一世(King Psammetichus)去世之前,医药发展的历史仍处在充满神话的懵懂时期。死亡之神奥西里斯(Osiris)的妻子,同时也是他妹妹的伊西斯(Isis)被赋予了治疗的神力,很多疾病被认为是伊西斯的愤怒导致的。伊西斯在复活她儿子奥鲁斯(Orus)时完美地展现了她的治疗神力。埃及人相信伊西斯是几种治疗方案的发现者,对于医药的应用具有超凡的能力。即使是到了盖仑(Galen)时代,仍然可以发现多种治疗器械上刻着伊西斯的名字。由于人们相信所有的疾病都源于伊西斯的愤怒,希腊人甚至把伊西斯与司管冥界的女王普洛赛尔皮娜(Proserpine)或者冥界女神赫卡特(Hecate)相提并论。在伊西斯的神庙里,治疗前有一个神圣的准备过程,早上焚烧一种特别的松脂,中午是没药①,晚上则是由 16 种药物组成的混合药物"赛非",4 种药物一组被分别焚烧。这些准备工作完成后,生病的人被要求在神庙中入睡,这样伊西斯赐予的神力可以在他们睡觉时治愈他们的疾病。

---

①没药:又名末药,是橄榄科植物没药树或爱伦堡没药树的胶树脂。

奥鲁斯又称荷鲁斯（Horus），是伊西斯的儿子，希腊人的太阳神，也是埃及神话传说中的最后一任法老。据说他从他母亲那里获得了疾病的知识和治疗的力量。这个神的家族的成员还包括受埃及人供奉的西特（Theath）、斯特（Thouth）和被希腊人称为赫尔墨斯·特利斯墨吉斯忒斯（Hermes Trismegistus）的艺术和科学的首创者陶特（Taaut）。所有的古历史学家都同意陶特是奥西里斯的知己密友这个观点。陶特最先教会埃及人文字，并发明了数学、几何学、天文学和音乐，给人们制定了法律，规范人们的宗教典礼仪式，并率先培育了橄榄。

当埃及人发明了使用莎草的茎制作纸张后，陶特的知识得以记载流传，并编成一本名为《埃姆博》（*Embre* 或者 *Scientia Causalitatis*）的书。据狄奥多罗斯（Diodorus）称，这本书包含了医师必须严格遵守的医学科学法则，也包括陶特和赫尔墨斯的亲近和有声望的继承者们添加的各种各样的内容。当医师们严格按照这本书规定的法则操作，即使患者在这个过程中死亡，医生们也不会受到指责。但若有医师不遵守这些法则，无论医师面对的病患有多么难治，他们都会被处死。这本书可能是那个时期的病例观察记录合集，因为从赫拉波罗（Horapollo）的书《赫罗格莱菲卡》（*Hieroglyphica*）里我们可以发现，当时的牧师和医师参考这本书来判断疾病是否能被治愈。狄奥多罗斯推测本书的疾病诊断主要基于假设患者躺在床上，然后辨别得了哪种疾病，并假设轻易治疗成功，其实这没有任何意义，甚至很荒谬。盲目听从书中记载的前人观点、法则和继续犯罪式的维护这些法则，严重阻碍了当时科学或者推动了在那个时候所谓的巫术的发展。

在公元前 363 年的艾姆比克斯（Iamblicus）时代，祭司展示了 42 本被认为是赫尔墨斯著作的书籍。按照作者的说法，这些书籍中有 36 本记录了人类的认知历史，另外 6 本记录了与解剖学和一些疾病有关的内容，尤其是女性疾病、眼部疾病、手术器械和药品。然而，艾姆比克斯怀疑其真实性,盖仑也直言这些说法值得怀疑,因此有些书籍可能是由更晚年代的人所著。施普林格尔(Sprengel)则认为,这些作品中的部分内容可能是在亚历山大港医学院存在期间完成,伴随炼金术等巫术的兴起一起出现的。实际上,希望展现那些空想的研究早在古代就存在,这样他们的巫术就能获得更多的关注和认同。可以确定的是,被归功于埃及神明的作品数量一定是不真实的。西流基(Seleucus)大概有 20 000 份作品,而曼涅托(Manetho)大概有 30 000 份。然而,盖仑试图调和这些荒谬的言论,认为应该多读书籍和论文,而不是争论其作品数目和作者归属。

古埃及的牛神埃皮斯(Apis),也被认为是医学的发明者。埃皮斯被当作天生的守护者来尊重,就像是古希腊的艾思穆恩(Esmun)和施敏恩(Schemin)一样。但是塞拉皮斯(Serapis)被赋予更高的影响力,塞拉皮斯的神祇在孟菲斯(古埃及城市),同时被古希腊人和古埃及人所崇拜。在亚历山大时代最后一次疾病记载中,塞拉皮斯还被统治者尊为"医学之神。"

无论这些神最初以什么方式被人们崇拜,有一点似乎比较肯定,即在古埃及早期,神的代表牧师被选中进行医学实践。由于疾病被认为是神发怒引起的,因此只有平息了神的愤怒,疾病才会被治愈。神明在意人们的敬畏,需要能为患病的人乞求神明的祭司。结果,在牧师手中,治疗变成了荒谬的信奉神明的供奉仪式。牧师们把使用的药物说成是神的旨意,药物变得神秘,这些治病的知识也就变成了神给予他喜欢的人的恩赐。牧师祭祀时特别的行为方式和对自己饮食的严格限制,更使得远古时代的疾病治疗让那时的人们更加信服。

上文提及的赫尔墨斯的 6 本著作中,有一部分与医学相关,低阶的祭司会学习其中的内容,学习完成后,一些普通的医学知识将移交给他们。高阶的神职人员需要更多的医药学知识。这些高阶的神职人员和摩西（Moses）提及的魔术师扩大了医学多重膜拜效果的影响力，并且独占着这些医学知识。在公元前167年的赫利奥多罗斯（Heliodorus）时代，几本象形文字的博物学著作中，一些动植物被授以神秘的称谓。比如常春藤被叫作奥利西斯之藤；马鞭草被称为伊西斯之泪；一种百合花被叫作死神之血；各种艾属植物被称为巴布斯提斯之心；藏红花被称为大力神之血；海葱被称为提丰之眼等。当时的狂热分子，主要是炼金术士，非常热衷于使用这些具有象征性的名字，这样可以吸引更多蒙昧人民的关注。

各种层级的神职人员都会被严格的生活习惯约束。他们被强制接受洗礼，每天清洗两次，并且经常要在晚上进行，每三天要理发一次（除了服丧期间）。希腊历史学家希罗多德也同样指出，洗礼包括包皮环切术的执行，毕达哥拉斯（Pythagoras）自己就进行过包皮环切术。他们靠土地产出和给神的供奉来生存。他们只能吃素，肉类食物要作为给他们信奉的神的献祭，而且给神献祭的动物需要被隆重地印上黏土印记。这个习俗主要源于当时人们认为有必要从肉中选出可用于献祭的肉来。在早期，人们注意到有些眼部的疾病、麻风病和其他的感染类疾病确实在不恰当地食用了某些食物后就会出现。除了上述原因外，也有一些动物因为其特有的象征意义而会被优先选择作为祭祀动物。这些被优先选择用于祭祀的动物有一些与恶魔相似的特征，例如红色的公牛因与杀害了人们喜爱的奥西里斯的提丰（Typhen）的肤色相似，而被优先选中作为祭祀用的动物。

含有淀粉的豆科植物和洋葱被禁止用于祭祀，根据古希腊历史学家希罗多德的观点，是因为它们难以消化并容易引起胀气；或者根据希腊历史家普罗塔克的猜测，因为它们营养丰富，又或者有其他不为我们所知的神秘原因。根据希腊历史学家普罗塔克（Plutarch）的说法，洋葱被禁用是因为洋葱会引起口渴。尽管不像神职人员那么严格，人们的食谱也有一些规矩，并期待以此保证持久的健康。根据狄奥多罗斯的说法，即使是国王，也有他们不能超过的肉和酒的摄取量。在底比斯(Thebos)的神坛中，就有对国王美尼斯(Menes)的诅咒铭文，因为美尼斯国王首次致力于带领人们远离简单和节俭的生活，并享受餐桌上的奢华。狄奥多罗斯告诉我们，每一件事，甚至是生殖活动都有约束限制和固定的进行时间。

对孩子的教育也是强化对疲劳的忍耐，并且要求孩子适应节俭的生活。孩子们经常光着脚跑来跑去，并且基本上靠水果、植物根茎和莎草纸的树枝维持生活。孩子们在成年之前的食物不会超过 20 达其姆(Drachms，古希腊重量单位)，而且他们被要求禁止剧烈运动，因为剧烈运动会消耗大量的精力。依据希罗多德和狄奥多罗斯的说法，由于人们相信多数的疾病源自对营养丰富的食物过于粗糙和过度地摄入，每个埃及人每个月都会进行一次催吐、催泻和灌肠。希罗多德断言，在他生活的时代，埃及每种疾病都有医师专门治疗，比如眼疾、牙疼、胃病等。

至于他们的医药理论，我们拿到的准确数据太少，无法判断其真实性。比较确定的一点是，疾病治疗基本上靠自愈，埃及人只要完成了他们传统治疗中的上吐下泻，就会对病情心安。斯特拉博(Strabo，古希腊地理学家)认为，古埃及人把身负重病的患者放在街道上，以便于路过的人能给一些建议。施普林格尔则认为上述做法多发生在亚述人中，因为许多作者都陈述了关于亚述人存在上述行为的事实，而斯特拉博则是唯一断言埃及人也有上述行为的作者。

不过，从他们不能很好地治疗经常在打猎过程中发生的脚部脱臼的事实来看，他们对于外科疾病的治疗确实还不成熟。先知预言世界的变化和疾病的终结，而低阶埃及祭司严格按照赫尔墨斯的书籍记载治疗疾病，埃及祭司对重大疾病患者接受治疗后四天内出现的情况负责。

古埃及人的实践手段很少流传下来。而在其他医学的发展过程中，因为有开药方的习惯，则多有流传。比如在贝鲁亚的郊区，流传着海葱治疗水肿感染疗法，在波努斯的神坛中这种植物被称为卡帕乌伍(Kpouuvov)。据赫拉波罗(Horapollo)所说，治疗咽喉痛时，铁线蕨或者少女的头发被广泛地应用。一种由某种氧化铁构成的装饰物也曾被成功地应用于水肿和中耳炎的治疗。赫拉波罗还说过，分解狂躁的动物会偶发性地患有臆想症或者狂躁症。

在古埃及有两个可能与医学有些联系的巫术广泛流行，其显著的疗效被推崇者广泛颂扬。第一个就是用药材为尸体防腐。如果我们要举几个能与现代医学相提并论的成就，古埃及人的这个巫术，即对于解剖学的认知就是其中一个。但是当我们客观深入地去了解这种木乃伊的制作方法时，我们就会发现这种制作方式其实不需要什么高深的解剖学知识，不愿意解剖死者尸体的情感反而可能成为解剖学进步的阻碍。希罗多德如此描述木乃伊制作术和相应的葬礼：一个人死后，被雇佣来为死者制作木乃伊的术士会给死者家属展示不同形状的木乃伊木片，第一类极为精致考究，第二类差一些也便宜一些，第三类更差一些。木乃伊制作过程如下：用铁制的小钩子从死者的鼻孔里勾出脑子，然后将芳香药物注入其颅腔内。接着，用一种锋利的埃塞俄比亚石头打开腹腔，把肠子从腹腔中移除干净，然后用棕榈酒清洗干净腹腔，将芳香的药物溶解在水里后放入腹腔内，随后将没药、桂皮和其他芳香药物放入腹腔中，然后缝合外层皮肤，用盐水冲洗皮肤后停留 70 天。70 天后再次清洗皮肤，使用大小合适的树胶覆盖全身，并用亚麻布包裹。死者亲属取走尸体，放置在大小适合的木制支架中，然后下葬。对于更低一级的死者则用第二类木乃伊制作术，他们用管子向死者的腹腔内注入香料，而不是打开腹腔。然后像上述那样用盐水清洗，70 天后注入的香料连同内脏一起取出来，只留下皮肤和骨骼。第三类为穷人准备的木乃伊制作术是清洗死者后，直接在盐水中泡 70 天。

　　长相美丽或者出生尊贵的女人直到死亡 3～4 天后才能由木乃伊术士进行操作。按照希罗多德的说法，一些神职人员认为抽取脂肪的防腐措施亵渎了女性死者。一个被称为画线官的人员，其职责主要是在死者尸体的切口左侧画线。当木乃伊术士或者操作者因恐惧被诅咒而迅速地划开死者的腹腔时，即使只是划开一道伤痕也会给他们造成极大的恐惧。随后，狄奥多罗斯也描述了木乃伊的制作过程，大体上与希罗多德的描述一致，仅有一点不同，狄奥多罗斯提到了一个会在死者尸体中放入死者生前使用物品的步骤。

　　对于划开死者尸体的极大恐惧很好地展示了古埃及人对于解剖的厌恶，因而我们也就不能期待在这样的过程中，他们会发现很多在健康和疾病状态下关于人体结构、位置和脏器间联系的区别。此外，木乃伊的制作过程过于粗糙，不大可能对医学有什么贡献。也有历史学的证据显示，古埃及的神职人员忽视了解剖和生理学碎片的知识。举例来说，他们相信人的心脏每年会增大 2 个达其姆，50 岁之后，心脏每年减少 2 个达其姆。还有，他们相信小拇指上有神经直接通往心脏，因此在喝酒的时候会把小拇指浸入酒中。

　　在化学和冶金方面，古埃及人确实有一些我们当代最杰出的科学家都无法解释的知识。他们可以在银的表面镀上一层蓝色，并且可以装饰上大小令人惊讶的绿宝石。曾经有人认为钴在这一技术中起到了作用，但是格梅林(Gmelin)证实整个埃及都不存在钴元素，他们有可能是使用了赤铁矿熔化后浮在表面上的蓝色泡沫。最后，对于古埃及人是否如盖仑和伯格门(Bergmaan)认为的，在化学和药学上有足够的认知和进步，仍然存疑。

　　公元前 600 年，仅有一小部分关于古埃及医学的事实，在此展示的细节肯定有很多不完美和令人不满意的地方。尽管治疗术被古埃及人使用，但实际上当时的人们并不重视这些治疗方法。医学实践仅限于神职人员,普通人不允许自由尝试,因此医学的进展必然会受限。他们的医疗和用药没有科学的计划,没有针对理论的观察,只能称为预言,并且是墨守成规,神职人员的认知完全来源于他的上一任,并且会没有任何改变地传给下一任。

第三章

古希腊人的医学

　　我们发现,在所有原始未开化的国家,医学的进步历程都和古希腊一样,不过人类智慧在希腊得到了很大的进步,并且有很多发现。若不是因为俄尔普斯(Orpheus)、墨兰博斯(Melampus)和贝克思(Bacis)在希腊神话中被称为医学首创者,希腊神话中阿波罗(Apollo)、狄安娜(Diana)、伊丽西亚(Ilithyia)和喀戎(Chiron)奇迹门徒阿喀琉斯(Achilles)拥有治愈的神力,我们的目光会直接被最有声望的、最值得放在希腊医学史首位的喀戎的弟子阿斯克勒庇俄斯(Asclepies,希腊医术之神)所吸引。

　　鲍桑尼亚(Pausanias,希腊旅行家)记录了在他出生的地方广泛流传的几个传说。塞萨利的腓烈基斯(Thessaly)国王的女儿科洛尼斯(Corons),怀了阿波罗的孩子。阿波罗率军入侵了伯罗奔尼撒半岛,并且屠杀了半岛上一部分的居民,秘密地带走了科洛尼斯,而她的儿子被留在了山上。这个男婴被一只山羊哺育,同时被阿瑞桑纳斯(Aresthanas)牧羊人的一只牧羊犬所守卫。山羊的主人发现自己的羊不见了,去找山羊时发现了山羊、牧羊犬和被光晕笼罩的男孩。鲍桑尼亚讲述的另外一则传说则描述,科洛尼斯生下阿斯克勒庇俄斯后,与伊斯库斯(Ischys)过于亲近,阿波罗因为她的不忠而杀了她。当她的尸体被抛在柴堆上,即将成为献祭的火焰,由水星从中提取精华时,人们发现尸体肚腹中的孩子仍然活着。与同时代的英雄们一样,半人马喀戎是阿斯克勒庇俄斯全部学业的导师,尤其是在外伤治疗方面。随着时间的推移,他在治疗外伤感染方面拥有了杰出的能力,并且在阿尔戈英雄(指希腊神话中跟随伊阿宋乘坐快船"阿尔戈"号取金羊毛的 50 位英雄)的探险途中获得了赞誉。

几位古代作家为我们描述了阿斯克勒庇俄斯的故事中隐藏的科学构成。柏拉图(Plato)的一段描述尤其值得注意。这位哲学家发现,没有优渥的物质生活,医学是不能存在的。在自然状态下,人们只需要能够应对可能的传染病和外伤的医师,因此阿斯克勒庇俄斯的医学手段比较简单,而应对这些疾病和外伤的经验也一定教给了阿斯克勒庇俄斯很多有用的治病方法,尤其是针对外部感染的处理方法。我们知道,那个时代的医师不知道什么是黏膜炎或是痛风,也不知道什么是腹胀,更不知道营养学和运动康复的知识。阿斯克勒庇俄斯可能有使用恰当的草药包扎和治愈外伤,以阻止流血和缓解疼痛的能力。普鲁塔克(Plutarch,希腊历史学家)断言,这些技能包含了古希腊全部的医学内容。品达(Pindar,希腊抒情诗人)以相近的方式描述了阿斯克勒庇俄斯可能追寻和拥有的技能。阿斯克勒庇俄斯治愈了那些因为外伤、灼伤或者冻伤而导致的溃烂而受到人们的尊重。除了使用一些简单的植物草药之外,阿斯克勒庇俄斯的治疗方法就像古老的治疗方法那样,祈祷和乞求神的眷顾和帮助。介绍盖仑成就的作家对执行这样的治疗方法赞誉有加,这看起来似乎有点荒谬。这位作者说:"在阿斯克勒庇俄斯之前,医学仅仅只是盲目的迷信活动,最多仅限于外用一些植物,而阿斯克勒庇俄斯的伟大之处在于,把正确的治疗方案和人们狂热的迷信活动完美结合,被称为'神学治疗艺术'。"

神话作者们描述了阿斯克勒庇俄斯死亡的几种版本。西西里的狄奥多罗斯断言，阿斯克勒庇俄斯救活了很多人，以至于柏拉图强烈要求掌管天际的神朱庇特(Jupiter)惩罚这个对天际造成巨大伤害的人。所以朱庇特使用雷电攻击阿斯克勒庇俄斯，而阿波罗因为儿子的死杀死了锻造激发雷电的螺丝的库克罗普斯(Cyclops)。塞克斯都·恩披里柯(Sctus Empirius)使用几乎同样的文字重复了这个故事，几乎所有的希腊作家都认同这个版本的故事。一个更加接近我们生活时代的作家赫拉克利特(Heraclitus，希腊哲学家)，给出了一个更加真实自然的解释，他认为阿斯克勒庇俄斯死于严重的炎症，死亡时胸前还放置了一本《苏达辞书》(Suidas)①。

　　阿斯克勒庇俄斯的后代在医学发展史上也有着重要的地位，被认为是手术之父。麦口科斯(Machaox)和甫达里洛士(Podalirius)在科学和辩论上的造诣和他们的医学造诣一样优秀。这两兄弟因在特洛伊之战中十分英勇而为人们所称道，荷马一直把他们列为希腊历史上的顶级英雄。他们生活在一起，是一个最完美的组合，一起治疗外伤，他们无须参加战斗，也不用再参加与其他战争相关的苦役。据聪慧的长者荷马记载，那个时代的内科药物极为粗糙，当麦口科斯在特洛伊之战中负伤后，他服用的是酒，还有奶酪、洋葱和肉。蒲柏(Pope，英国诗人)的描述中省略了洋葱：

> "神圣的公主给他喝下了一些酒，
>
> 伴着一些美味的山羊乳酪，
>
> 然后加上一些面粉，
>
> 这就是她为那位受伤的王子准备的药物。"

　　威尔罗森(Villoison，法国学者)评论，给受伤的治愈之神的后代麦

---

①阿斯克勒庇俄斯总是拿着一个木棍写写画画，可能是因为治疗疾病时需要，而盘绕着的蛇是智慧的象征。阿斯克勒庇俄斯的后人们构成了伦敦皇家外科医生学院的中坚力量。

口科斯的这些物品不应被看作是治疗的药品,而应是疲劳后补充体力的食物,尤斯坦休斯(Eustathius)在荷马的作品中有另一个相似的评论。

在特洛伊之战后,麦口科斯和甫达里洛士都没有掌管他们父亲的帝国,麦口科斯在麦西尼亚的智者身边度过了他的伤后余生;他被特勒福斯(Telephus)的儿子欧律皮洛斯(Eurypylus)杀害,其骸骨作为神圣的象征被保存。欧律皮洛斯也在随后的战斗中负伤,其手术治疗的过程被荷马如此描述:

> "普特洛克勒斯(Patroclus)拔出钢叉,
>
> 在他的手里有一个擦过伤口的苦根茎,
>
> 擦洗过伤口后涂上止血的药液,
>
> 伤口很快愈合,扭曲,
>
> 血液正常流过。"

《伊利亚特》,第 11 章

麦口科斯的孩子亚历山大(Alexanor)、斯普鲁斯(Sphyrus)、博列蒙卡特(Polemocrates)、勾格萨斯(Gorgasus)和西口马初斯(Nicomachus)也进行过医学实践。甫达里洛士从特洛伊回来时,在司奇洛斯岛上有针对他的暴乱,但是他登陆时安然无恙。他在相邻的卡利亚半岛上独自徘徊,被一个牧羊人接待并去见了多莫塔斯(Damootas)国王。在王宫里,他展示了自己高超的医术,治愈了国王的女儿摔坏的双臂,他划开了她的双臂,在她陷入绝望状态后让她恢复了健康。多莫塔斯国王惊讶于手术的作用,把女儿嫁给了甫达里洛士,并将半岛的权力移交给了他。也就是在这里,他建造了用他妻子名字命名的城池,可能也建造了另外一个城池,用给他带来好运和财富的牧羊人的名字命名。这个可能就是已知最早的流血手术,但是对于其存在的真实性我们无从得知。

在另一个版本的故事中,甫达里洛士生活在另一个地方。吕格夫隆(Lycophron)断言,甫达里洛士被授予道尼国的奥索尼亚的海滩之主,道尼人尊称他为神。道尼人在阿尔特努斯河里沐浴,在自己的居所里听医学之神甫达里洛士讲述他们笃信不疑的传说。

斯特拉博(Strabo,希腊地理学家)也提到,甫达里洛士的墓葬可能在距离海边不远的卢西利亚,也就是今天的福贾省的曼弗雷多尼亚海湾的底部,斯特拉博还提及阿尔特努斯河(今坎德拉罗河)可以治愈牛的全部疾病。

尽管据克莱门斯的亚历山大手抄本追溯,阿斯克勒庇俄斯早在特洛伊之城被毁的 53 年前就开始受到崇拜,但是在荷马的诗歌中并没有提及这位伟大的英雄,我们不禁怀疑阿斯克勒庇俄斯在当时已被归为神列。

赫西奥德(Hesiod,希腊诗人)也相信阿斯克勒庇俄斯被归为神列,因为在他自己生活的时代,阿斯克勒庇俄斯已经被尊为神。相反,品达(Pindar)不仅不把他当作神,还责备他过于贪婪,尽管阿斯克勒庇俄斯声称自己治好了很多疾病:

> "这些被溃烂腐蚀着机体的受伤的人们,
> 还有奇异的石头和闪亮的铁制品都在等待着医师的到来,
> 不论是酷热的夏天,还是寒冷的冬天,
> 人们都需要他来救治,
> 每一种令人欲死的疼痛他都有办法缓解,
> 每一种伤痛他都有治疗的药剂,
> 一些十分有效的治疗手段会被应用,
> 有些患者的肢体上被他放置了护身符,
> 有些患者的肢体被他切除,然后重获健康,
> 但是过后他会收取报酬。"

《古希腊达而菲第三赞美诗》

海吉雅(Hygeia,希腊掌管健康的女神),被尊为阿斯克勒庇俄斯的

姐妹,同赫拉克勒斯(Helcules,大力神)一起被古希腊人供奉为神,也是卫生学这个词的由来,词义是维持健康。癫痫症被称为赫拉克勒斯之疾,原因是人们认为赫拉克勒斯深受这个疾病影响。有一些植物,比如石蚕属的筋骨草(特洛伊城的创建者,赫拉克勒斯),就是源自赫拉克勒斯的名字,迪活属这一植物的属名也是源自他的名字。

我们无须去描述矗立在希腊境内的各种神庙,只需看看医学在不同的神庙中是如何被实践的。这种模式无疑证实了当时人们把疾病认为是天堂的愤怒,而诸神能治愈这些疾病。也正是在这样的背景下,阿斯克勒庇俄斯才能假装这些都是他的神力。人们为了获得天堂的礼物从而恢复健康而举办的祭祀仪式和宗教活动在各个时代不尽相同。然而这些仪式几乎都有非常严格的流程,为了治疗或轻或重的疾病。无论是谁,没有经过洗礼净化都不能进入阿斯克勒庇俄斯的神庙。这些基本流程为患者燃起了强烈的希望,可以激发患者对未来的渴望,同时也给了患者对将要采取的治疗措施极大的信心。当他们被允许在神面前出现并呈递供奉时,他们发现阿斯克勒庇俄斯被如此多的神秘符号所环绕,并且目睹了如此多的壮观的仪式,这些人完全相信每一个从神口中说出的神谕。

多数神庙建在位置好、气候有益于身体健康的地方,有些神庙的内部或其周围有富含矿物质的温泉。这也会让患者直观地感受到气候变化带给他的舒适,进一步强化了患者认为神谕对于其疾病治疗的重要作用。在为他们治疗的仪式的过程中使用的各种祭祀用品,对于加大他们对治疗的希望有很大的作用。

在第一次祭祀前需要执行最严格的斋戒,他们必须要斋戒几天之后才能接近山洞。在阿提卡的奥普洛斯,人们在向安菲阿拉奥斯的神明祈求前3日禁酒,前24小时禁食。在帕加马地区,戒酒对于获得纯净的灵魂很重要,如拉特所言,这样灵魂就不会被酒精玷污。

神职人员通过向患者列举神庙的奇观来对患者进行思想工作,当他们引导患者走过神庙的林荫道路时,就会给患者解释,神会以一种非常神秘的方式,给予虔诚的患者眷顾。这样这些治疗的祭祀仪式会给患者留下很深的印象,他们会联想到神职人员曾经有过诸多杰出的成功治疗经历,尤其是对于和他们所患疾病相近似的疾病的成功治疗经历。在神庙内结束行走和讲解之后,祭品被放上祭坛。一般来说,祭品会包含一只公羊,公羊的皮对祭祀十分重要,祭祀过程中也经常会有一只公鸡或者母鸡以患者的名义被杀死来供奉神灵。在古利奈,也会有一只山羊被献祭,但是这个习俗并没有在埃皮达鲁斯(古希腊阿尔戈利斯的古镇,医药之神阿斯克勒庇俄斯的神庙所在地)和蒂索雷阿(希腊的一个村庄)流传,在这两个地方,每种动物都可能成为祭品,唯独山羊不会。除了祭品,还有虔诚的祈祷,以求获取神的启示。普林尼(Pliny)声称献祭永远伴随着祷告,有的时候由于祈祷词容易被忘掉,也会由神职人员诵读或者吟唱赞美诗,然后献祭者大声跟读。

患者在听取神的指引前也需要进行沐浴,这个习俗在欧里庇得斯(Euripides,希腊的悲剧诗人)的诗句中被提及:

"神职人员指引我们必须敬神,

首先我要把自己沐浴干净,

海水会清洗所有人的污晦。"

《伊菲琪尼亚在陶利斯》

阿里斯多芬尼斯(Aristophanes,古希腊早期喜剧代表作家、诗人)也曾在进入圣殿前接受了海水浴。这种沐浴总是伴随着摩擦和其他能令人神经产生微妙变化的行为。根据阿里司提戴斯(Aristides,雅典哲学家)和其他人的描述,患者沐浴后会在身体上涂油,经过烟熏后才能获得神谕给予的答案。随后,他们准备进行祈祷,然后睡在神殿附近用来献祭的公羊皮上,或者在神的雕像附近的床上躺着等待健康之神的眷顾。

在经过这一番仪式后，他们幻想自己会获知未来的情况就不那么意外了。有人讲述说，在这些经历过上述仪式的患者的幻想里，他们看到阿斯克勒庇俄斯或者其他神明降临，并告知他们该采取什么方法治愈疾病。按照艾姆比克斯的讲述，"当神的托梦结束后，我们会听到一个断断续续的声音告诉我们该如何去做，而且这些声音经常是在我们半梦半醒期间划过我们的耳际。有一些患者被一种无形的精神包围，我们看不到这种精神，但是可以通过想象来感知。有时候会有柔和的光线笼罩，当他们的眼睛半闭半睁时。"

有时候，健康之神会在其他神明的陪伴下亲自出现，或者以其他形式显灵。维纳斯（Venus）以一个鸽子的形态出现，并且治好了阿斯帕齐娅（Aspasia）下巴上的溃疡。然而，所有的这些所谓的证据可能只是神职人员的骗术。在托梦中推荐的药物通常是一些吃不好也吃不坏的药物，比如，由捣碎的葡萄干制成的温和的泻药，易于消化的食物或者斋戒，沐浴又或者是神秘的祭奠仪式。有时候，这些方子可能很极端，甚至是一些荒诞可笑的建议，利用人们盲目的迷信。阿斯克勒庇俄斯要求阿里司提戴斯（Aristides，雅典哲学家）服用石膏和铁杉，最后由于反复呕吐导致水肿，阿里司提戴斯变得极度虚弱。他也被建议换用另外一种放血的治疗方法，而且有一次神建议他放出 120 磅①的血液。神的建议如此不合理，可能会让那些还没有被荒诞的偏见和荒谬的建议说服的患者重归理性。

当患者死亡时，他们的致死原因被归结为缺乏对神的信心和服从，至少这是阿波罗尼奥斯（Apollonius）以阿斯克勒庇俄斯的名义，给一个因水肿和一个因眼部烧伤而死亡的患者的借口。解梦通常是祭司的职权，有时也会由神庙的守卫进行，这些守卫都居住在神庙附近。在近一

①磅：英美制质量或重量单位，1 磅合 0.453 6 千克。

些的年代，演说家、诡辩家和哲学家可能会在神庙的林荫路或者柱廊处遇到患者，患者可以与这些人进行谈话，这些人也可以帮助祭司给患者解梦。阿里司提戴斯讲述了他在帕加马的阿斯克勒庇俄斯神庙的柱廊中同诡辩家谈话后的收获。拉特也引证了相似的例子。在神庙附近的运动房中，时常会有患有慢性疾病的人通过运动来恢复他们的力量，并进行沐浴和涂油。

当患者被治愈后，他们会带上祭品返回神庙来感谢上帝。他们也会来面见祭司，并送给他们一些饰品，感谢自己曾经使用了神庙治疗。安菲阿拉奥斯的习俗是扔一些金银到圣井中，偶尔也有一些被治愈的患者会用象牙、金、银或者其他金属制作成他们被感染的伤口的形状或者是祭司用的动物的样子送给神庙，这些物品在神庙还多有保存。

1749 年，格鲁特（Gruter）在莱比锡时，翻译了一本书中的几个来自台伯河岛治愈后纪念牌匾上的文字："在最近几天，有一位名为盖乌斯（Gaius）的失明患者获得了神谕，他应该修复祭坛、祷告，从右向左穿过祭坛，把五根手指放在祭坛上，然后举起手放在自己的眼睛上，他按照神谕指示操作后眼睛马上复明了，还接受了人们的欢呼喝彩，这一伟大的神迹出现在安东尼纳斯（Antoninus，古罗马伟大的皇帝）统治的区域"。另外一份翻译如下："一个叫作瓦列利乌斯·阿佩尔（Valerius Aper）的失明士兵，请示神谕如何治疗，神谕告知他应该用一只白色公鸡的血和蜂蜜混合制成的药膏，在眼睛上连续涂抹三天。他因此恢复了光明，所以回来感谢神眷顾人们。"还有一则翻译如下："朱丽安出现了不明原因的吐血，神指示他带一些菠萝子到圣坛来，将其混合着蜂蜜吃下去，连续吃三天，他复原了，然后回来感谢神眷顾人们。"

有一个事件可以证实神职人员可能不是唯一进行医学实践的群体。有效的治疗方法一旦被发现，制备这种药物的方法会被刻在阿斯克勒庇俄斯的神坛门或者柱子上。那些发明了手术器械的人也会把他们的发明放在医学之神的神庙中。因此，按照科里奥斯（Coelius）的说法，埃拉西斯特拉图斯（Erisistratus，希腊医师）在特尔斐（希腊古都）的神庙里放置了一个用于拔掉牙齿的器械。在科斯岛的阿斯克勒庇俄斯神庙的神职人员很早就知道了借助自然的辅助让患者恢复精力。在希波克拉底（Hippocrates，希腊的名医，被称为医药之父）众多著作中比较出名的《普拉森斯科尔考》（*Praenotiones Coacoe*）为这一做法提供了证据。有好几个作家断言希波克拉底的著作很多来自于科斯神庙的感恩纪念牌上的描述。在某些特定的时期，埃皮达鲁斯（古希腊阿尔戈利斯的古镇，医药之神阿斯克勒庇俄斯的神庙所在地）、安卡拉、帕加马和科斯岛和小亚细亚城的部分居民举行的庄重的庆祝仪式的习俗使得阿斯克勒庇俄斯神庙中的感恩纪念牌上的文字得以流传。

阿斯克勒庇俄斯的后人，一些居住在伯罗奔尼撒半岛，一些居住在科斯岛。他们把从自己祖先那里继承来的医学知识以一种对外人保密的方式传给他们的后人。阿斯克勒庇俄斯的家族一直存在，就像埃及的祭司一样，拥有独特的社会地位，专门从事于医学实践，让他们的创始人一直受到人们的敬畏。

最古老的一条规则清楚地表达了这层意思，"直到成为人们的普遍认知前，这些神秘的知识只能向被选中作为祭司的人透露，不能够告诉普通大众"。这些知晓了神秘仪式背后秘密的人被阿斯克勒庇俄斯的代言人强迫立下誓言，遵守阿波罗、阿斯克勒庇俄斯、海吉雅、帕那刻亚（Panacea，古希腊医药女神）和其他所有的神的章程，不能泄露秘密，只能把秘密传给他们主人的孩子或者跟他们立有同样誓言的人。盖仑断言，这些医学知识应该是世袭的，父母把这些知识当作是家族特权传给他们的孩子。但是，后人逐渐不再注意保密性，把这些知识传给新入会的陌生人，这些知识也就不再是专有的财产。后来，亚历山大学派具有神力的医师们传承了这个习俗，以便吸引更多人关注他们的迷信仪式。

阿斯克勒庇俄斯的传人完全忽视了医术中两个必备的部分—营养学和解剖学。柏拉图断言,直到公元前396年希莱布里亚(古地名)的赫罗迪科斯时代,才开始重视营养学的作用,而且希波克拉底证实了上述断言。

解剖学无法在古希腊发展起来,因为古希腊人认为,对于死者尸体的操作,任何与世俗成见不同的,甚至是犯罪的行为都应该被指责。这些成见来源于长久以来抚慰灵魂的观点,失去了肉体的保卫,灵魂就会在地狱门口的冥河徘徊,只有将肉体归于尘土或者火化后,才能让灵魂安宁。所以人们将死者安葬以求得灵魂的早日安息,他们也有义务将任何见到的死者埋葬使其安息,还有对于墓葬敬畏的宗教要求和对违背上述章程的严厉惩罚。对于那些客死异乡的人,死于舰队的人,还有其他不能被安葬的人要乞求神的原谅和宽恕。准备好祭品,大声呼唤死者的名字,为死者立碑,他们对于坟墓和对于死者的尊重是同样的。在雅典所有的葬礼仪式中,将死者迅速埋葬被认为是最重要的,所有不按章程的操作都会被法律严厉惩罚。古希腊人对死于战斗的勇士的尸体更在意,以至于六位长官虽然在阿吉纽西(Arginusge)对斯巴达的战斗中获取了伟大的胜利,但是因为没有处理好掉进海里的士兵的尸体而被判处死刑。即使是到了特洛伊战争时,交战双方在普里阿摩斯(Priam)的请求下暂停了战争,直到将全部死者的尸体焚烧完毕。

　　"酋长!我们希望能够暂时休战,

　　以便把死于战争的勇士们的尸体焚烧,骨灰装罐,

　　这些事完成后再让战争继续,

　　至于谁能打赢战争就让神来决定。"

每一场战争结束后,胜利者的第一件事永远是埋葬对手战死的尸体。由于担心战死的勇士们像在阿吉纽西一样不能及时被安葬,查布里亚斯(Chabrias)在纳克索斯岛停止追击斯巴达人获取更大的胜利,而去安葬在战斗中死亡的勇士们。

　　古希腊人对于骨科学和韧带学也有所研究,这一点可以从他们对脱臼、骨折和其他相关疾病的治疗手段中得知。而这些研究的程度在追溯希伯克拉底的历史中会有更加详细的阐述。

第四章

卡托统治之前的罗马人的医学

　　卡托(Cato)统治之前的罗马人的医学，也就是公元前150年的罗马医学，没有什么太值得称道的地方，因为他们与医学相关的治疗方式和习俗几乎与古希腊一模一样，"确实一模一样，"斯特拉博(古希腊地理学家)肯定地说，"罗马人知晓的所有都源于希腊，他们自己没有任何新增贡献，当有什么新的发现的时候也别指望罗马人会把它加到医疗体系中，就连他们的技术表达方式也都是希腊式的。"罗马人的神话传说都照搬了希腊人的传说，仅仅是根据人们性格的不同做了一些修饰。随着罗马与希腊关系的进展和希腊医学的进步，有更多的医师选择在罗马安居。多数首次来罗马安居的希腊医师都是墨守成规的，仅有一小部分哲学家希望通过引入辩证法和逻辑分享的方法提升医学理论。

　　首次来罗马冒险的医师多数是奴隶身份，这些奴隶的主人被希腊的奢华生活腐化，不肯接纳科学的进步，所以这些奴隶被作为有价值的礼物送给了罗马人，以感激罗马人对他们的帮助。这些在罗马获得自由的奴隶在罗马开店售药，罗马人称这些店为药店，获得自由的奴隶在这些店里出售药物和实践医学。而其他的医师来罗马的条件就好多了，他们因这个国家期待医疗的进步而享受优待和特权。按照普林尼（Pliny）的说法，那些助产士享有贵族才有的特权，甚至有源自古希腊语的专属称谓。而且，当罗马人把希腊人从意大利驱逐的时候，法律规定从事医学相关行业的人员免于被驱逐。

伯罗奔尼撒半岛的阿卡苏斯（Archagathus），也就是萨尼亚斯（Lysanias）之子，是在历史上首个被提及去罗马行医的希腊人。他于公元前219年在两位领事卢卡斯（Lucius））和离威尔斯（Livius）的任期内到达罗马。罗马元老院给了他居民权利，并且给了他一个位于郊区的店铺，之后他因行医的方式比较野蛮，而获得了"刽子手"的称谓，居民们都不再寻求他的帮助了。

因为希腊人想侵吞意大利的领土，一些杰出的罗马名人讨厌希腊人的贪得无厌，卡托国王就是这其中的代表人物。这也是为什么卡托国王向他的孩子们传达了对于希腊医师的敌意。西皮奥·阿弗里卡纳斯（Scipio Africanus）则与卡托国王相反，他尊重并且保护希腊医师。这个简朴的国王得到了一本载有治病良方的书籍，他虔诚地按照书中的指示执行，不过，这本书中描述的方法与希腊人的治疗方法大相径庭。

卡托依据自己的习惯，严格遵守书中的信条并亲自进行医学实践。书中有些原则会使医学停滞不前，像毕达哥拉斯（古希腊哲学家、数学家）一样，他认为卷心菜是个普遍使用的疗法；他禁止女性去喂养生病的家畜；他按照给牛治病的方法来规定给人治病的方式；并且，他像伊特鲁里亚人和毕达哥拉斯人那样假装通过奇特的符号和"有魔力"的赞美诗治好了脱臼，比如"Motas vaeta daries dardaries astatutaries"或者"huat hanta huat ista pista sista, domiabo damnaustra et luxato"，又或是"huat, haut haut ista sis tar sis ardanuabon dunnaustra"诸如此类荒谬和不切实际的治疗方法。这些封建的观念不仅仅流传于古人中，在最近的年代也时有发生,在人类文明的进程中,要想彻底清除这些封建残留思想,可能还有很远的路要走。①

①直到 19 世纪末,这些迷信的方法还在英国的一些地区流传,17 世纪的诗歌中也有提及类似的习俗:"汤姆波特是一个服务员,也是一个好医生,他把方巾绑在伤口处,通过一些咒语来止血。"还有华尔特斯科特先生在他的作品《最后的吟游诗人的短诗》(*Lay of the Last Minstrel*)中提到"她取走伤口中的碎片,使用魔力来止血"。

第五章

在巴比伦被毁灭前犹太人的医学

　　早在公元前 600 年的普萨美提克二世时代，犹太人就开始向古埃及人学习医学，我们现在来研究一下巴比伦的医学历史。当我们了解到雅各后人亚伯拉罕和他的后代们在埃及保持了 400 余年的联系后，我们就不会惊讶于犹太人在法律、习俗和文明程度上与古埃及人的相似之处了。确实，从犹太人流传下来的习俗中可以看出，他们从古埃及人那里学习了不少东西，即使是《摩西法典》也借鉴了一些埃及人的智慧。这两种文明是如此相似，使斯特拉博和其他一些人认为古犹太人是古埃及人的后代。

　　雅各的后人在法老统治时期的埃及生活了 430 年，直到一个解放者出现后把他们从奴役中解放出来，带领他们走到了全能的神承诺给他们祖先的国家。这个解放者就是摩西，摩西被埃及的公主选为驸马，并学会了埃及全部的艺术和科学。古代作家们认为埃及的祭司教会了摩西有关建筑、几何和医学的知识，而斐洛·犹地斯（Philo Judeeus，古犹太神秘主义哲学家）则断言，是希腊人教会了摩西这些科学，但是这显然是个历史错误。

　　就像是在埃及，宪法保护神职人员有绝对的话语权一样，摩西也在犹太人中建立了一个宗教国家政权。"我们将要建立一个神职政权，一个神圣的国度。"（《出埃及论》第 19 章，第 6 节）正如在埃及一样，每一种知识都是神职人员的世袭特权，利未后裔（尤指被指定在神殿内协助犹太教牧师的利未族人）在雅各的国度里也是拥有世袭特权的。他们顺应了这种形势，成为人们的法官和医师。圣经中某些段落，以及摩西的法典都展示了立法者有一定的自然历史水平和医药知识。摩西不仅超过了他的老师——那些古埃及的魔法师们，而且他还成功地推翻和削弱了亚伦（Aaron，摩西之兄，犹太教的第一祭司长）为了强迫他的人民不得不敬畏的那种神秘力量的金身。在没有任何准确信息的情况下，仅仅从他采取的这些措施来判断，我们很难给出摩西在物理学和医学科学上的知识水平。摩西在包含他的卫生学主张的法典中直观地展示了他的医学知识。在法典文字的描述中表明当时已经可以辨别麻风病，也提供了麻风病应该如何治疗的方法。他告诉人们如何分辨麻风病，哪些症状表示是会快速入侵的，哪些仅是疑似但不是真的病症，并且在《利未记》（圣经《旧约全书》中的一卷）的第 13 章中给出了麻风病各种症状的治疗方案。

当时，麻风病的治愈被当作神的眷顾，而祈祷在这其中起到了最重要的作用。治疗成功后，摩西告诫人们，若不全部遵守摩西法典，神就会大面积扩散瘟疫，给人们带来更严重的疾病，并且把所有疾病都降临在人们头上（《申命记》第 28 章，第 59 节）。当米里亚姆（Miriam，希伯来女先知，摩西和亚伦的姐姐）谋杀了立法者后，她得了麻风病，直到摩西为她向神灵祈祷，她才从麻风病中恢复过来。起义军中大约有 14 700 人感染了瘟疫，直到最高祭司亚伦乞求神的原谅后才治愈了瘟疫。只有利未后裔（尤指被指定在神殿内协助犹太教牧师的利未族人）知道如何治疗麻风病。他们隔离患者，反复清洗患者的身体，并提供更多的祭品。

即使是犹太人立国迦南后，医学的实践仍然在祭司手中，他们放弃了流浪的生活方式，试图建立一个农业共和国。到了犹太人历史上辉煌巅峰的所罗门(Solomon,国王大卫之子,以智慧著称)统治时期,医术成了先知的副业。虽然法典要求人民对待每个国家的人都如兄弟一般,但是犹太人其实和自己的邻居们没有什么往来和交流,因此虽然建立了文明,但医术的进步不明显。尽管国土挨着叙利亚,也同他们保持着良好的商业往来,可以借此提升自己的科学和艺术,但是犹太人没有用好这个机会,所罗门只能被迫从西顿(黎巴嫩西南部港市)雇佣工匠来建造圣坛,因为在朱迪亚(古巴勒斯坦的南部地区)的人们不具备成熟的木工技巧。

在塞缪尔(Samuel,希伯来先知、法官)时代,移走了天主的约柜的腓力斯人(地中海东岸古国腓力斯居民)染上了痔疮,直到这些人给耶和华供奉了金子做的疮的雕像,这些病症才得以缓解。当扫罗(Sual,犹太人的第一位国王)国王出现了忧郁的症状,这个病症被归因于恶魔的精神力,最后大卫的优美竖琴声成功驱除了这些恶魔的精神力。大卫和所罗门的统治被认为加速了犹太人的文明进程,但是其实他们带来的进步并不大,因为国家在此期间有分裂,而统治者也没有将人们从怠惰和愚昧的状态中拯救出来。

在所罗门的众多智慧中,他的杰出商业才能和他给人民带来福祉的艺术最为我们称道。据记载,他的智慧超过了全部古埃及人的智慧:"他能讲述 3 000 条谚语,可以吟唱 1 005 首诗歌。他可以说出很多树的名字,从黎巴嫩的雪松到城墙外的海索草,他认识各种野兽、家禽、爬行动物和鱼类。"(《列王纪》第 4 章,第 32 节)

他应该是获得了一本记载通过自然方法治疗疾病的书籍,按照《苏达辞书》中的记载,杜埃版《圣经》已毁,因为使用这本书中记载的方法可能会损害靠着补偿性的祭品治病的利未后裔的利益。约瑟夫斯这样描述这个伟大王子的能力:"神给了他通过祈祷来平息神的愤怒的能力,也让他具备了从患者身上驱逐不良精神力的能力。"约瑟夫斯也提及在维斯帕先(罗马皇帝)时期,目睹了所罗门王子使用杜埃版《圣经》治愈了一个被邪恶精神力侵袭的患者。先知按照所罗门王子对这种疾病的建议,给一个患者的鼻子中插入了一种植物的根,同时叫着王子的名字。

在所罗门王子后人的统治下,利未族有了很多后裔,犹太人的统治变得非常保守,先知要求神职人员重新找回自己的责任并遵守法典的严格规定。这些神职人员获得医学实践的机会相比利未后裔更加亲民。耶罗波安(Jeroboam,古代国王)的手萎缩了,于是他就想要讨好一位神的仆人,这样神就不会降罪给他。为了缓解手部的麻痹状况,他不得不请求先知帮他向全能的神乞求眷顾。耶罗波安的儿子阿拜贾(Abijah)生病后,他的母后急于知道病因,她去夏洛(巴勒斯坦中部古镇)询问先知亚希雅(Ahijah),先知告诉她,她的儿子大限将至。不过,最著名的先知是以利亚(Elijah,希伯来先知),他在撒勒法让一个寡妇的儿子起死回生,"这个寡妇的儿子所患的疾病让他痛的无法呼吸"(《列王纪》第 17章,第 17 节)。以利亚预言,约兰国王的肠子有疾病并且已经与内脏分离,还预言了亚玛谢(Ahaziah,国王约阿施之子)即将死亡。

以利沙(Elisha)继承了以利亚的预言能力。以利沙帮助一个名为书念(Shunem)的妇女的孩子,并且通过强制在约旦河水洗澡治愈了叙利亚的将军纳曼(Naaman)的麻风病。以赛亚(Isaiah,圣经男子名,希伯来预言家)通过使用无花果制成的药剂假装治好了希西家(Hezekiah,人名,也指圣经中提到的希西家王)的疾病。据记载,阿萨(Asa)国王在他统治的第 29 年患上了严重的脚疾,在患病期间他没有去寻求神灵的帮助,而是去找普通的医师,也就是利未后裔,他在失去活力的状态下生活两年后去世了。乌西雅(Uzziah)国王也曾因对神庙不敬和阻止祭司,对于他不敬行为的赎罪而得过麻风病。

以上就是犹太人受困于巴比伦之前的医学状况。在 10 个部族被亚述国王撒缦以色一世(Shalmaneser)统治,进入米底王国、哈拉城和在歌散河边的港口后,在犹太的部族被尼布甲尼撒二世统领进入巴比伦后,犹太人的习俗和思考方式就发生了巨大的改变。犹太人发现他们新生活的国度比原先的国家更加美丽,他们的文明也就朝着另外一个方向发展了。不再拥有神庙,他们的祈祷只能在私下里进行,他们每天都要沉思,同东方人一样过着严格的禁欲生活。按照施普林格尔的说法,正因如此,在犹太人中出现第一批僧侣,那些集会的成员被认为是圣徒和医师。第一批投身于医师事业的这群人是绝对禁酒者,他们不饮酒、不建造房屋、不耕种、不从事发酵生产,按照创始人约拿达的规定居住在帐篷中。

第六章

古印度人的医学

　　尽管不能说这些民族在一开始就有了文明的起源，但是他们有记录的历史出现得太早，让人十分惊讶。古印度人在公元前 3100 年就有了以月亮为基础的日历的准确计算，并可以进行一些高难度的天文学研究，不可否认，当亚历山大首次探险到埃及，发现其社会组织结构与今天基本上一模一样。尽管上文提到的婆罗门（古印度地位最高的阶级）的年代历史信息的准确度有待考证，但是毫无疑问，这些古代印度居民在和希腊有交流之前的很长一段时间就已经取得了一些关键的天文学观察数据。

　　就像发生在古埃及一样，古印度也在亚历山大时期并且直到现在都仍然是分为几个种族或者叫几个社会阶级，其中婆罗门是萨文斯（Savans）和医师。从斯特拉博提供的证据来看，这些婆罗门人非常冷静，在生活中非常善于思考，对于各种自然现象都有自己的想法。在印度也有另外一个被克里曼斯称为萨巧尼恩斯哲学流派，有些像马拉巴尔海岸的施曼斯。萨巧尼恩斯流派又分为两个不同的阶级，分别被称为海洛派和医师。这些医师过着非常简单的生活，但不是像海洛派那样生活在森林中。他们以大米为食物，更多的是通过养生疗法而不是通过药品来治愈疾病。他们治疗疾病时一般是用膏状或者糊状的药品,因为他们觉得其他的方式都不大可靠。这种社会等级的医师与走村窜镇兜售迷信的魔术师和巫师不一样。

对患者的管理是委托给城市里专门的官员,他们同时也负责葬礼,在这些官员的监督下,萨巧尼恩斯可以对患者用药。在当时,可能也有防止人们使用还没有明确解毒方案的有毒物品作为治疗药物的法律及规定。若是有人发现了一种有毒的药物能作为治疗方案,同时这种药物的毒性可以有办法解除,那么这个人会获得奖励。但若是仅仅公布了一种有毒药物的解决方案,而没有针对其毒性的解决方案,这个人会被处死。在加斯梯尼时代,大约是公元前 300 年,婆罗门的知识和古印度的法律还没有文字记载,只存在于习俗传承。古印度人认为所有的疾病都是恶鬼引起的,只有通过洗涤和咒语驱除恶鬼才有可能治愈疾病。

婆罗门人并不缺乏医学知识,但是他们对医学实践并不重视,很少尝试努力去提升他们的医学知识,只是把他们从祖先那里获得的医学知识再原封不动地传给后代。

他们几乎没有解剖学知识,但是他们会将一些治愈良方写在诗歌里,而且有如何制作药方的描述。药方中最主要的原料是糖,用于治疗所有疾病。在古印度人医学实践中包含的封建迷信成分与古代中国的医学实践包含的迷信成分一样多。有一个特别典型的例子是治疗毒蛇咬伤。将油加入含有被咬伤的人的尿液的器皿中,他们依据油液是漂浮还是沉淀来判断人的生死。依靠占星术、鸟的迁徙和其他类似的事件来判断将来会发生的大事。有人称,有一段时间在加德满多的海岸存在八种不同的医师,每种医师有他们自己独特的手法,有一些医师专门治疗孩子的疾病,并且认为风是他们的治疗依据;另外一群医师专门治疗毒蛇咬伤,认为空气是他们的治疗依据等。

古印度人的病理学让人极度困惑。他们把所有的皮肤病归因于虫子,把所有的病因归于三类,也就是风、眩晕和体液改变。按照他们的理论,人体由 10 万个部分组成,其中有 17 000 个是管状的,每个管子有 7 个小管,每个小管有 10 种不同的风。疾病就是由于这些风的异常引起的,外部的空气通过肺进入人体,是一切风的源泉,所以预防疾病有效的办法之一是不要呼吸太快。按照丹麦传教士的回忆录记载,一些印度当地医师统计了 4 448 种不同的疾病。

药方是印度医学的主要组成部分。根据斯特拉博的说法和《苏达辞书》发现,即使是在健康状态下仍有相当多的印度人食素。按照这种说法,时至今日,他们并没有紧跟时代发展的脚步,而是仍然以传统的一套标准来安排自己的生活。然而按照克拉克的说法,古印度人那套严格的禁忌可能让他们远离了某种疾病,特别是由热带瘴气引起的严重的间歇性发热。古印度人极度偏好洁净,经常进行温水浴,尤其是在出浴前使用阻力布和刷子清洗皮肤,这种习惯可能对他们的健康产生了积极的影响。

有证据表明,婆罗门人非常了解植物的特性,并据此培育了几种很先进的草药。他们使用石灰水和扁豆毛刺驱虫,将牛粪、大戟胶树脂和玉米粉制作成药丸来应对很多种疾病,使用大米应对霍乱,使用沙浴来治疗神经功能异常的疾病——脚气病。总的来说,他们不提倡流血的手术,但是他们认为打开舌部静脉是治疗心绞痛和其他几种疾病的一种良方。腐蚀剂是古印度人最喜欢的治疗方案,他们像日本人一样用腐蚀剂来治疗登革热和霍乱;在治疗眼部疾病时,他们通常在患者的眼睑上画线,然后在额头上切口。在患者严重高烧时,他们会对其进行极为严格的饮食限制,当发烧症状更加严重后,他们会选择放血。古印度医师最主要的工作其实是号脉,他们要结合患者的脸部表情才能判定病人状况,因为他们相信脉象的任何变化都会在脸部留下特征。在应对天花的过程中,他们使用一种消炎药方治疗,并根据每个患者的状况来调整方子。根据麦金托什(Mackintosh,苏格兰化学家、发明家)的说法,古印度人有很有效的药膏可以清除天花留下的疤痕,而欧洲人至今仍没有发现其有效成分。对于性病的治疗,他们有一些特别的土著药方,主要是著名的大戟胶树脂制成的药丸。按照一个权威人士的说法,古印度人热衷于一种针对毒蛇咬伤的秘药,就像是鸦片药剂一样让人兴奋,但是能够治愈毒蛇咬伤。

　　以上是我们了解的古印度医学的总结,但是随着文明进程的推进,这些观点已经被改进,他们也开始接受其他的治疗药方和方法。依据我们现有的资料,我们不大可能把婆罗门人的医学发展按照时间前后排列记载。有可能我们记录到的信息仅仅是现在的人们还在使用的药物,很多古印度使用的真的药方已经无从考证了。

第七章

西赛亚人的医学

从远古时代起,西赛亚人就一直居住在俄罗斯南部的黑海到乌拉尔山地区。这个民族像其他来自高加索地区的国家一样繁衍生息,但是居住地被其他种族包围而不断减少。欧洲和亚洲被来自寒冷地区的野蛮人入侵时,西赛亚人最后迫不得已把居住地区让给了匈奴人和蒙古人。

希腊和这个游牧民族在特洛伊之战后很快就相互熟悉了,这个国家丰饶的物产吸引了居住在米利都(古代爱奥尼亚的城市)和希腊几个建在小亚细亚多瑙河(位于欧洲)河口、提拉斯、尼斯和米欧秦德沼泽附近聚居地的城市中贪婪的商人,商人们逐渐成了西赛亚人的好朋友,这也渐渐促进了西赛亚人的文明进程。

许多令人难以置信的希腊传统来源于这些西赛亚人的生活方式、习俗和知识的影响。如此多的事实证明阿巴里斯、扎莫克尔斯和其他地方的西赛亚人去希腊旅行过,或者与一些亚洲居住地文明迹象有联系,西赛亚人似乎获得了超出常人的知识水平。这是真实的,与此同时迦勒底人、埃及人和其他国家的人们却没有达到如此高的水平。

极北地区的阿巴里斯(Abaris)的历史充满了神话故事,以至于我们甚至相信他只是存在于想象中的人物。在去特尔斐(希腊古都)旅行期间，他成为一个牧师，并且跟当时的其他神职人员一样通过魔法手段和咒语治愈了几个患者，有记载他阻止了一场瘟疫的流行。根据一些其他的记载显示，他在古斯巴达地区建造了一个神庙，并通过咒语阻止了几乎杀死全城人的黑死病。

另一个西赛亚人阿那卡西斯（Scythian）也很出名，他在梭伦（Solin，雅典立法家）时代来到了希腊旅行，在旅行结束后返回家乡，指导家乡的人民面对严重的疾病时应该如何应对和平息神的愤怒。他以杰出的智慧和纯粹的言行而著称。

还有一个名叫托克雷斯（Toxaris）的人陪伴阿那卡西斯一起来到了雅典，他在雅典成为祭司，并因为其成功的医学实践获得了崇高的名望。在托克雷斯死后，有记载说他通过治愈了一位最高法院成员的夫人而阻止了一场瘟疫，因此雅典人为了表示感激为他修建了一座圣坛，并且每年献祭一匹白马。

第八章

凯尔特人的医学

在谈及凯尔特人时,我们特指高卢人和贝尔格族人。首先,高卢人生活在法国的塞纳河和加仑河沿岸,随后迁徙到英国。生活在这片土地的民族变成了曾经居住在卢瓦尔河(法国中部)和莱茵河(位于欧洲西部)的贝尔格族人。尽管贝尔格族人比其他民族更加开明,但我们有理由相信,他们神职人员的知识非常有限。

在凯尔特人中,有学识的人被称为德鲁伊教团员(Druids)。这些德鲁伊教团员同时兼任法官、立法者、牧师、医师和神职人员。按照罗兰的记载,在英国的安格尔西岛,德鲁伊教团员的聚会是当地最高的权力机构,在英国居民中,这些德鲁伊教团员可能比高卢人的地位更高。在英国,有些德鲁伊教团员仍然存在。随后,德鲁伊教团员被分为了三类,立法的人、研究自然的人和专注于研究诗歌和历史的人。亚历山大时期的克莱门斯(Clemens)以一个比较公正的眼光对德鲁伊教团员和我们提及过的萨满教巫医进行了比较。实际上,这些德鲁伊教团员是十足的骗子,他们通过说服人民相信自己与神同在而成功地将自身从王权中解放出来。德鲁伊教团员的妻子被叫作女魔法师,用她们的巫术为人们带来很多不幸,但是她们负责照料那些在战斗中受伤的勇士们。她们收集认为有魔法属性的植物并负责解读梦境。产后妇女经常需要她们的帮助。

  德鲁伊教团员只会向他们的新成员阐述他们的原则和方法,并且只在森林或者其他人迹罕至的地方进行讲解。德鲁伊教团员在橡树下面举行他们的宗教仪式,他们认为槲寄生是具有神性的植物,并且能治疗全部的疾病。在每年的第一天,德鲁伊教团员会举行盛大仪式来收集这些植物,他们在发现白色公牛后会将其作为祭品祭祀。他们也认为一种类似新疆圆柏的植物和马鞭草也是具有神性的植物,能治愈各种疾病和外伤。人们会在天狼星升起的时候通过一个神秘的仪式来收集马鞭草。

  从以上对德鲁伊教团员的介绍中,我们可以得知,有些作者记载的"他们具有相当程度的医学知识"是一个很错误的论断。他们和其他野蛮的国度没什么区别,且其神职人员很多都是骗子,目的是独占医术和其他的科学。

第九章

希腊哲学学校诞生的第一个医学理论

我们从一些前人著作的片段和一些逃脱岁月侵蚀而保留下来的古董碎片中，能看到已经被深深埋藏在黑暗中的古代世界的模糊的样子，也能从中发现，在古代，各个民族对于疾病治疗的科学基本上都处于同样蒙昧的水平。医学与对神明的崇拜紧密联系在一起，每个地方都有自己崇拜的神明。除了祭祀外，古埃及人、古希腊人、古罗马人和古印度人的医学都是有组织的荒谬的骗术，甚至可以说是高超的骗术，只是在宗教的外衣掩护下更容易取得人们的信任。

古希腊人可能是仅有的一个在神庙医疗中提升了医术的国度，尽管希腊的祭司也在通过神谕愚弄人民，但是至少他们通过观察自然的运转和观察药物在患者身上的疗效来提升自己的医术。然而，没有人能就关于自然的现象给出令人满意的解释，因为古埃及人、犹太人、希腊人和罗马人崇拜父辈们传下来的神明，把所有的自然现象解释为神的喜好，并且认为对未知事物的研究是无用的，也是没有必要的。

我们把毕达哥拉斯（前580—前489）和他的学派在医学发展史中放在极其重要的位置，是出于以下两个原因。首先，他向他的门徒们描述了健康人身上的，重要的生理学功能和现象。其次，尽管在他生活的年代之前人们对神就有了根深蒂固的崇拜,他仍用自己相当高的医学知识对立法和政治统治给出了正确的建议。有值得信赖的学者曾指出,毕达哥拉斯曾深度游历过其他国家,尤其是亚细亚、腓尼基和埃及。毕达哥拉斯是否在埃及获得了他的哲学博士称谓,并且学习了他所游历国家的祭司轮回和一些他随后持有的教条规则,有待探究。毕达哥拉斯可能学习借鉴了一些医术,以及他严格要求他的门徒们保持健康的一些规则,还有和埃及人的神圣语言一模一样的代表性的语言。

希腊的克罗托纳气候温和、土壤肥沃,人们也十分健康,他在游历结束后选择在这个国家来实践他的改革方案,因为这个地方可能是最适合进行改革的。他的模式在那里获得了巨大的成功。

毕达哥拉斯庄严的外貌、礼貌的举止以及雄辩的能力赢得了所有人的支持,他在克罗托纳人面前以神的使者的身份出现。他并没有强迫人们放弃原有的信仰,相反他鼓励人们坚持原有的信仰,同时为了增加自己的理论体系在当地人心中的地位,他声称那些理论体系是来自天堂的启示。按照狄奥多罗斯的记载,毕达哥拉斯真的对自己的目标极为敬重和虔诚,而且毕达哥拉斯可能真的认为他是代表神来帮助人们的。

这个组织是由一群志同道合的、一起接受他们需要学习的各种知识、进行他们各自宏伟的项目的人构成的。他的门徒生活在一个完美的组织中,所有的努力都朝着他们宏伟的梦想前进。每一个小时都被合理使用,每一个项目都确责到人。他们毕生都奉献于保证身体和精神状态良好和谐,以避免违反规定的法则,尽量少违背他们的导师规定的精神和身体养生法。为了达成这一目标,他们保证所有人的生活习惯一致,统一穿看起来很干净的埃及亚麻的服饰,定期理发剃须和沐浴,以求身体和灵魂的纯洁。毕达哥拉斯的门徒们让自己养成定期骑马、摔跤、跑步和跳舞的习惯。禁欲也是他们的主要门规之一。在希腊,对于食物品种和数量的选择,从没有见过像毕达哥拉斯这么严谨的。还有一些禁令并不仅仅是因为毕达哥拉斯觉得危险，还因为他认为希腊居民骄奢淫逸的生活毁了他们，或者是他在埃及的导师们因为神秘的仪式禁止这些行为。

毕达哥拉斯的门徒并不是完全禁止食用源自动物的食品。他们只是不能吃鱼和其他动物的某些部分，这个习惯可能和古埃及人一样。人们认为，在很长一段时间内毕达哥拉斯的门徒们不吃豆子，关于他们不吃豆子有几种不同的解释：一些人认为不食用豆子是因为豆子会产生风，风会压迫精神，使其丧失正常功能；另外一些人相信禁止食用豆子的原因是因为豆子像生殖器官，被认为是禁止各种放荡的法律象征（所以不能吃）；还有一群人的观点跟上面有些类似，禁止吃豆子是因为相信人体可能是豆科植物开花后结出的果实，认为豆子与人体有一定的关系，或者相信豆子是由人死后灵魂转化而来的。

然而，一个当代毕达哥拉斯学派的支持者，亚里士塞诺斯（Aristoxenus）确认毕达哥拉斯极力推荐食用豆子，而且自己也经常食用，是因为他相信豆子是一种易于消化的食物。后来，这句短语"禁止食用豆子"仅保留了其政治含义。豆子在地方法官选举时的选票复查中被使用，这个习俗在不久前的荷兰还存在。①

第欧根尼·拉尔修（Diogenes Laertius）和波菲利（Porphyrius）持有的观点却是，那句话只不过是个引用，毕达哥拉斯只是告诫他的门徒不要只追求荣华富贵，希望他的门徒们能更加遵守他的训令。

---

①贺拉斯（Horace）略微提及在罗马人的选举中也像毕达哥拉斯要求的那样禁止食用豆子。法国人的诗句也提及毕达哥拉斯的禁豆：

　　"噢，什么时候我才能吃豆子来补充自己的营养，

　　尽管毕达哥拉斯禁止食用豆子，

　　或者美美地生活在别墅中，

　　吃着熏肉饼、火腿和美味浓汤"。

《弗朗西斯一世》

　　毕达哥拉斯严格要求门徒们控制自己的欲望,比如当门徒们忍受饥饿时,他把美味的食物拿到他们面前,但是却不让他们吃,马上拿走。他对于欲望和爱情要节制的训诫为他生活的时代和国家所接受,他禁止自己的门徒在年纪轻轻就沉溺于男欢女爱,为了转移年轻人的性欲,他希望这些年轻人的精力用在读书和体育锻炼上。毕达哥拉斯的门徒们禁止情绪过度,哪怕是最自然的情感,比如欢乐,因为毕达哥拉斯担心情绪过度会打破肉体和灵魂的和谐。

　　为了坚定不移地获得精神上的平和,毕达哥拉斯的门徒们参加赞美诗练习,而赞美诗的最初目的是与神建立联系。毕达哥拉斯的门徒们不仅吟唱赞美诗、祈祷和祭祀,也会通过解梦或者观察鸟的飞行预言未来,还尝试用魔法召唤他们朋友的影子。这些练习让他们具有与神职人员一样甚至更高的水平,而且,那些神职人员的诗歌和知识水平明显低于毕达哥拉斯的门徒们。

　　毕达哥拉斯的心理学观点没什么好说的,但是他的生理学理论是真的很荒谬。他认为生命的本源在于热,而且活动产生的热是超自然的,或者按照亚里士多德的说法,是一种空想的字符。毕达哥拉斯将健康定义为基础体质的正常运转,而将疾病定义为基础体质的错乱。毕达哥拉斯也曾经亲自实践过医学,但是我们从这个时代的主流理念中可以得知,他的实践不会偏离这些常规的方式。在那个时代治疗术与占卜术有着密切的联系。神职人员在阿斯科拉庇俄斯神庙中教化众人,这个时代多数人相信任何疾病的治愈都是通过神力或者神迹来实现的。毕达哥拉斯在魔法、占卜术、解梦术和医学混为一种科学的埃及学会了这些技能。这些环境决定了毕达哥拉斯的医学实践无法超越时代的束缚。

　　毕达哥拉斯认为植物具有魔法属性,可以用这些植物来治疗疾病,认为海葱醋具有延长寿命的功能。毕达哥拉斯相信卷心菜具有很多神性,建议使用茴香泡酒治疗蝎子咬伤,并认为把茴香握在手中具有治疗癫痫的作用。他认为芥末是一种非常好的治疗药物,主要用来治疗头痛,也可以用来治疗蛇蝎咬伤。毕达哥拉斯和他的门徒们更多地选择使用外用治疗法,而不是口服药物治疗法,他们擅长使用热敷和涂药膏的方法,但是他们从来没有使用伟大的手术疗法,哪怕是切口处理或者灼烧法。然而,历史记载却说他们非常善于治疗内科疾病。事实上,人们认为克罗托纳人拥有全希腊最好的医师。

依据戴奥真尼斯(Diogenes,希腊的哲学家)的记载,这些杰出的医师中有毕达哥拉斯的一个门徒,他获得了极大的声誉。他的名字叫作阿尔克迈翁(Alcmaeon),是皮瑞萨斯(Pirithus)的儿子。卡西庇乌斯(Chalcidius,哲学家)向我们证实他是一名护士,是第一位具有解剖学知识的人,并且写了几部关于人眼的著作;但是卡西庇乌斯生活的年代相较于这段历史来说太晚了,不够有说服力。上文已经提到了,在那个时代解剖人体是与他们的信仰相悖的,而毕达哥拉斯的门徒不允许解剖人体。然而也有理由让我们相信,阿尔克迈翁(Alcmseon)或许是第一位解剖学家,因为他可以选择解剖动物。

阿尔克迈翁是第一位,或者至少是第一批比较解剖学家,但这个观点被亚里士多德反驳了。阿尔克迈翁曾有观点,认为羊通过耳朵呼吸,尽管不确定,基于此,我们推测阿尔克迈翁应该知道从中耳到喉咙的耳咽管的存在。

动物的生理功能和生殖功能以一种特别的方式引起了这位毕达哥拉斯门徒的注意。戴奥真尼斯和克莱门斯·亚历山大尼尔斯(Clemens Alexandrinus)断言,阿尔克迈翁写了一部关于功能的著作,这本著作应该是已知最早的关于生理学的论述。像他的导师毕达哥拉斯一样,阿尔克迈翁认为人的灵魂居住在人的大脑中,并且认为人类的精子源于大脑。阿尔克迈翁认为胎儿的头部首先发育,因为头是灵魂的居所,他还认为胎儿获取营养并不是通过嘴或者脐带,而是通过身体表面,就像海绵吸水一样。他是这样解释在蛋壳中的小鸡是如何获取营养这一问题的,蛋白像牛奶一样滋养蛋黄并给予小鸡生命的胚胎。

阿格里真托(Agrigentum,意大利西西里岛西南海岸城市)的恩培多克勒(Empedocles,古希腊哲学家,前504—前443)生活的年代比阿尔克迈翁晚一些,是毕达哥拉斯学派最著名的哲学家之一,然而他十分质疑毕达哥拉斯的理论体系。他和那些古圣先贤一样,同时是诗人、立法者、医师和神职人员。他通过按照萨摩斯(希腊爱琴海中的一个小岛名)的哲学家的管理先例修正公众的行为方式,改革政府管理模式和重新定义自由,对他自幼生活的城市做出很大的贡献。恩培多克勒的堂堂仪表和神奇的治疗术使人们视他为神的密友,甚至是一个法力无边,可以停滞自然过程和延缓死亡的预言家。

使他声名不朽的最大功绩是他阻止西罗风大规模流行的独特的方法,西罗风在他们生活的地方非常常见,热得让人窒息。

阻止西罗风的方式是关闭能让风加速吹过的两山之间的通道。他也因此获得了"驯风者"的称号。在一次因为日食造成的骚动中,他通过引火的方式救活了很多人。拉特陈述了这位哲学家的另外一个宏伟的功绩,恩培多克勒通过阻止一场暴雨导致的洪灾而拯救了阿格里真托(意大利西西里岛西南海岸城市)。也有人说他曾经救活了一个被认为窒息并且有死亡迹象的妇女。

这些功绩使他获得了极高的声望,也使他有点居功自傲,以至于他认为自己是神的好伙伴。然而他把自己比作神的伙伴的主要原因,是他所属的一人会就把自己比作神的毕达哥拉斯学派。以弗所(古希腊小亚细亚西岸的一个重要贸易城市)的狄奥多拉斯陈述了另外一个关于这位哲学家的丰功伟绩。塞利纳斯城被一种由上游流下来的污浊腐败的河水导致的瘟疫所侵袭。恩培多克勒引了一条清流到沼泽,同时去除了沼泽里被污染的河水,终结了这场瘟疫。由于他的这一功绩,当地居民尊称他为"善良的神"。

　　一般认为,恩培多克勒死于过度骄傲,他自己跳进了特纳火山,然后被火山中的火焰吞噬。在特纳山雪线的尽头,有一个叫作皮亚诺德尔佛里门托的小平原,在这个平原上有一个被毁坏的古代纪念碑,据说这个地方是恩培多克勒的住所,因此一般学者认为,这一纪念碑是纪念这位哲学家的。

　　恩培多克勒自认为是一个彻底的唯物主义者,他相信任何自然现象的发生都是纯粹偶然的。他的观点如下:由于宇宙是某一天互相吸引构成的,因此可能某一天宇宙会重新归于混乱和排斥,有可能在未来的某个瞬间又互相吸引合在一起,只有创造和毁灭,没有其他的可能性。这个观点很好地解释了恩培多克勒认为是偶然因素导致动物生殖,即生殖变异的观点。按照恩培多克勒的观点,动物的身体并没有固定的法则调控,动物体内没有智能构造,它们都是随机产生的。恩培多克勒相信脊柱和构成脊柱的关节是由一整根像脊柱一样长的骨头扭曲或者碎裂而成。他把腹腔和肠腔的出现归结于在人体形成初期有水快速流过而形成,他认为人的鼻孔与外界接触通气的孔道是由内到外形成的。他还相信当地球足够温暖时才会出现生命,因为他相信四种元素,即火、空气、土壤和水在恰当的时机混合在一起就会形成各种各样的生物。

　　恩培多克勒只会和自己信任的亲朋来分享自己的生理学观点。在公众场合,他会使用大众理解的语言来表达,也会根据人们的成见来调整表达。因此,像爱奥尼亚人和毕达哥拉斯学派一样,他告诉大家任何事物都是有生气的,并且充满神性。人们的灵魂是平等的,不仅与神是平等的,和蔬菜的灵魂也平等,因为这些源自世界的整体的灵魂之间没有区别。他还承认埋藏在蔬菜中的灵魂和那些他承认的动物的灵魂有同样的力量,结果是共同组成一个整体,可以感受到快乐和悲伤。从这个角度看,与毕达哥拉斯学派的观点一致。这种认为动植物灵魂统一的观点决定了他提及植物的表达同样会用在动物上。因此,他称植物的种子为蛋,他认为动植物的主要不同在于植物是雌雄同体,而动物的生殖器官与植物位置不同且是雌雄异体。他也把植物的叶子比作哺乳动物的毛、鸟的羽毛和鱼的鳞片。

恩培多克勒和他的同僚研究这些生理学的最主要目的就是解释生殖现象。在哲学家中,关于生殖理论已经有了很多的观点,但是所有的哲学家都希望能通过把已有的观点联合起来让自己出人头地。阿格里真托的哲学家(指恩培多克勒)断言,胚胎不仅仅是一方精子的产物,还来自双方的混合,然后获取父亲或者母亲的性别,因为来自双方的生殖液体可能有一方会占有优势,有可能是母亲,也有可能是父亲。他相信来自父母的生殖液体构成胎儿的不同部分,其中存在相互吸引。他认为性别完全取决于子宫的热度,婴儿的性别如果是男孩,是因为生殖液体进入了一个温暖的子宫环境,而性别是女孩则是因为生殖液体进入了一个较冷的子宫环境。他把生出的怪胎归因于生殖液体过多或者过少,或者是那些生殖液体扩散或去错了方向,而生育双胞胎则是因为生殖液体的量太大或者太分散。

研究一些早产儿可能会让他了解到胚胎的每一部分都是在第36~44天发育完成的,他把自己的理论用于解释器官是如何形成的。按照他的理论,肌肉是由火、土、空气和水四种元素均匀分配后组成的;肌腱主要是由火和土组成的;指甲是肌腱暴露在空气中形成的;骨头则是主要由土和水构成的。用相似的理论他解释了汗水和泪水的形成。恩培多克勒首次命名婴儿、胎儿和让胎儿游泳的水的膜为羊膜。他也被认为是第一个准确描述耳部结构的人。

上述是全部的恩培多克勒的值得被详细阐述的空想理论,尽管这些是空想的理论,依然非常有价值,因为这些理论是这些哲学家生活时代的部分医学哲学和特征的开端。

历史也提及了其他几位毕达哥拉斯学派的继承人,但是我们没有他们的医学理论著作或者医学实践功绩的例子。普林尼、戴奥真尼斯和欧多克索斯(Eudoxus)提及过出生在科斯但是在西西里结束了自己生命的庇卡摩斯(Epicharmus)。庇卡摩斯写过几本关于医学的著作,但是这些著作没有流传下来,也没有其他作者引用其中的文字。有人曾断言,庇卡摩斯的著作仍然存在于梵蒂冈的图书馆中,但是他的言论好像并没有什么依据。

克拉左美奈的阿那克萨哥拉(Anaxagoras,古希腊哲学家,前500—前428),与恩培多克勒生活在同一个时代,阿那克萨哥拉关于"天堂和地球都是由石头组成",的神奇理论为人们所熟知,而且他被巴特勒(Butler)在他的作品《胡迪布拉斯》(Hudibras)中说成是下一个值得关注的医师。在他的生理学发现中,最伟大的部分跟同时代的其他哲学家一样都是关于生殖的。他相信胚胎或者胎儿仅仅是由父亲的精子发育而来,母亲只是提供一个发育场所,他对于性别的解释是孩子选择了哪边的子宫去发育。他十分荒唐地说男孩在右侧的子宫发育,女孩在左侧的子宫发育。而更荒唐的是,他相信乌鸦和朱鹭用嘴交配,臭猫用嘴生孩子。另外,他还有一个关于病理学的观点,能说明即使在那个时期也有很多人相信胆是很多疾病的根源,理论是胆汁通过流入肺部、气管和胸膜,成为很多严重疾病的病因。然而,亚里士多德反驳了这个论断,他通过解剖学的发现来佐证自己的观点,证明在很多这些疾病中胆汁都是诱因。

阿夫季拉(古希腊色雷斯沿海一个城镇)的德谟克利特(Democritus,古希腊哲学家,前494—前404)被古代画家画成与毕达哥拉斯同一种颜色的画像。他们记载德谟克利特有支配自然的能力,而他自己把他的科学归功于埃及的祭司。普林尼告诉我们,德谟克利特忙于对变色龙的解剖,并完成了一本关于变色龙的著作。他的生理学理论与恩培多克勒的理论非常相似。

这一时期也有一些其他的理论家和医学实践者,比如以弗所(古希腊小亚细亚西岸的一个重要贸易城市)的赫拉克利特(希腊哲学家)、阿格里真托(意大利西西里岛西南海岸城市)的阿克朗(Acron)、塔伦特姆(意大利城市)的伊科斯(Iccus)、塞尔布利亚(Selybira)的赫罗迪科斯(Heroducis)、优利冯(Euryphon)和泰利斯(Thales,希腊哲学家)。但是他们的理论都是空想,没有必要在此提及。下一个阶段的世界医学杰出人物辈出,甚至出现了被神化的医学之父,他的著作至今仍被人们在理论上和实践上参考。然而在通往下个阶段之前,我们简单地总结一下,在这个时期有哪些人投身于偶尔有一个固定薪水的药师职业。

举例来说,克罗托纳的迪莫塞迪斯(Democedes)被留在了萨摩斯岛的暴君宫廷中,波利克拉特斯每年只有一点儿津贴。他随后被捕入狱,并被作为奴隶发配到了波斯,他在埃及医师束手无策的情况下治好了大流士(Darius)的脚部扭伤,并成功治愈了赛勒斯(Cyrus,又译居鲁士,波斯国王的名字)的女儿,也就是大流士的妻子阿托莎(Atossa)存在了相当长时间的乳腺肿块。像他这样的医学实践者依然过着流浪的生活。这类医师中,最著名的一个是阿格里真托的阿克朗,他是和恩培多克勒同时代的同行。按照戴奥真尼斯的说法,阿克朗用多利安式方言写了几本关于医学和营养学的著作,并通过在雅典流行大瘟疫时引入烟熏疗法来引起更多的关注。

古希腊的运动馆也在提升治疗技术水平中起到了作用。古雅典的体育馆来管理年轻人在这些神学院的运动计划;副指导治疗所有的疾病;再下一级的人负责放血、注射、清洗伤口、处理骨折和其他与手术相关的事项。塞尔布利亚的赫罗迪科斯是众多有名的体育医师中的一位。希波克拉底经常提到他,责难他给他的病人安排了过量的体育活动使他们很疲劳,有些病人甚至因此丧命。

很遗憾，我们没有足够的信息去了解希腊医师在当时社会的政治地位，我们知道的所有信息都来自不同的作者。在像希腊这样光辉的国度，医师应该会有相关的管理法律。柏拉图好像暗示在他生活的时代，雅典的医师像以前的埃及医师一样按照某些规定的指南来行医，而且要对因他们疏忽照顾而导致死亡的病人负责。一段来自色诺芬（Xenophon，古希腊雅典城邦的军人、历史学家、随笔作家）的文字也证实，年轻男性想要在雅典的土地上成家立业，需要进行一个公众演讲来讲述他们之前的行为举止，或者是否有行医的经验或者公告过师从何人。希吉努斯（Hyginus）说在雅典人中有一个法律禁令，禁止奴隶行医，保留了行医权给自由人。

希腊人有他们自己的雇佣军队外科医生，但是据色诺芬说，这些医生仅仅在战争时才会被征召来处理伤者。也有一些证据表明，雅典曾经出现了江湖术士在公共场所出售他们的"神药"。阿里斯多芬尼斯（Aristophabes，古希腊早期喜剧代表作家、诗人）的一部喜剧作品中，讲述过一个人走街串巷寻找需要快速怀孕的妇女的故事。医师也会在公共浴池出售他们的秘方，而且经常会被问及如何外伤治疗等。

第十章

希波克拉底时代

希波克拉底(希腊名医,医药之父,前 460—前 370)出生于第 80 届古奥运会的第一个年头,希波克拉底是他的名字中的第二个名,其注定会对前人取得的所有医学科学成就进行革命性的突破,且在 2000 年后仍被他的追随者们盲目崇拜。时至今日,在某些地方,特别是欧洲大陆,他仍有极高的声誉。

M. 尼斯称:"希波克拉底看到医学科学还有很多没有完成的工作,因此把医学从哲学中分离,成为之前从来没有的,基于真实相互关系的学问。希波克拉底把医学科学重新带回正确的,基于理论实践的轨道。然而,如希波克拉底自己发现的,他把医学科学和哲学科学互相融合,因为他认为这两门学问是交叉的,而且他把这两门学问融合的方式是全新的。简单来说,他把医学科学从神话般的理论中分离出来,构建了全新的可靠的理论体系,以公正客观的眼光来阐述医学的哲学。另外,他也通过医学的研究阐述了精神上的和自然的哲学。我们说是他把两种科学相互融合比较恰当。这些新的医学体系的科学精神仿佛一束暗夜的强光,还原了身体本来的面貌和颜色。通过修正之前时代的错误,希波克拉底也了解了前人优秀的成果。对于观察到的现象和通过对照得出的合理结论之间的联系和因果关系，现在有了一些进展。很明显不是所有的发现都完成了，但是从那一刻起，研究者走向了唯一通往真理的正途。他们能保护自己不被谬论欺骗，拥有正确的研究方法，那么随着时间的推移，一定会得出正确的结论；若是希波克拉底的门徒们很好地领会了他的原则，他们就会使用辩证的哲学，通过这种辩证的哲学方法，人类的大脑就能从此随着时间的推移创造更加先进的方法。

然而，遗憾的是对于医学的进一步研究，希波克拉底的门徒很快就怀疑他们导师的教导。他们没有安静仔细地观察自然的规律，而是继续像我们提及的那些持有空想理论的前辈那样，"发明"富有想象力的理论来解释自然现象，并且刻苦地学习他们尊敬的导师的著作。他们篡改了希波克拉底的著作，使这些作品能支持他们自己的观点，这样人们很难分辨哪些是真实的，哪些是被改编后的希波克拉底的著作。

帕尔博士关于希波克拉底正确的评价，很难既使他虔诚的崇拜者满意，又使只接受当代科学的人满意。若是我们把希波克拉底看作医师，考虑到那个时代医学很难逃脱封建思想的束缚、哲学的改良和多年传统的限制，我们就会对他崇拜到发狂，因为我们会发现他的判断之合理、推理之准确和观察之敏锐远超当时的时代和那个时期的科学水平。但是现在研究和尊重希波克拉底很困难。科学有了更新更广阔的发现，疾病的分类更加细致，治病方法也有了更多更对症的选择。然而，希波克拉底在医学发展史上占有如此重要的地位，因此仔细地审视他的生平和他的一些学说，不仅必要，还很有趣。

希波克拉底的科学和医术使他生活的时代为我们所熟知，他出生在一个医师世家，从他出生在阳斯皮蒂亚（Asclepiadae）的爷爷和爸爸那里继承了医术。若是有作家能把他的生平真实地传递给我们，一定会极为精彩。但是除了索拉纳斯（Soranus）提供的一些他生活的片段，关于他生平的信息，我们能准确知道的很少。

希波克拉底的父亲赫拉克莱提斯（Heraclides）使他的启蒙老师，可能在他们一起在神坛给别人诊病时也教会了他如何分辨疾病，还教会了他当时治疗疾病的方法。有人提及希波克拉底曾师从塞尔布利亚的赫迪克洛斯和乔治亚斯·里奥替纳斯（Gorgias Leontinus），也有人说他是阿布德利亚（Abdera）的德谟克利特的门徒。阿斯科勒庇俄斯神庙的治愈纪念牌上的文字让他对疾病病因和疗法有了很多了解。安德尔斯（Andreas）断言希波克拉底为了证实他自己是关于疾病症状的发现者，将神庙付之一炬，但是这一说法的真实性有待考证。因为这件事若是真的，在当时肯定是一件引起轰动的大事，不可能会销声匿迹，没有其他作者提及这件事，所以这一论断很可能不正确。退一步说，如果他说的是真的，希波克拉底在火烧神庙后，如何能逃脱虔诚的人们对于毁坏他们神庙的人的狂怒呢？

索拉纳斯断言，希波克拉底去了马其顿（巴尔干半岛一个古国）国王帕迪卡斯一世的宫殿治愈了王子的疾病，王子因为误食了他岳母费勒（Phila）提供的食物而引起疾病。这个事实与年代大事表相符，因为帕迪卡斯二世直到第 87 届古奥运会的第四年才登基，而那时希波克拉底正是声誉卓著的名医。但是有一点值得怀疑，历史上也有一个发生在西流基尼卡特宫殿里的类似的故事记载。

说希波克拉底在帕迪卡斯一世的宫殿里逗留了一段时间是可能的，因为佩拉、欧琳萨斯和阿坎萨斯都位于马其顿，有人断言他在马其顿发现了几种疾病。希波克拉底可能在色雷斯（自爱琴海至多瑙河的巴尔干半岛东南部地区）和伊多安人一起生活了很长一段时间，因为他经常在他写的书中提及位于色雷斯或者萨索斯岛的阿伯德拉、适托斯、德里斯克斯、森斯和卡迪尔城市流行的瘟疫。因此，人们推测希波克拉底曾去过塞西亚、本都（黑海南岸古王国）周边的一个国家和帕拉斯玛奥迪斯，因为他能准确地描述西塞亚人的生活习惯和习俗。

索拉纳斯又记载了,希波克拉底将雅典、阿夫季拉(古希腊色雷斯沿海的一个城镇)和伊利里亚(古代南欧的一个国家)从一场破坏性极大的瘟疫中拯救出来。这场瘟疫指的不是在伯罗奔尼撒半岛战争期间发生的那场瘟疫,因为当年瘟疫的亲历者修西得底斯(Thucjdides,古希腊历史学家)的描述中没有提及希波克拉底。相反的,他断言医师并没有阻止这场瘟疫,那些神赐予人类的治疗知识也失败了。索拉纳斯继续描述上述希波克拉底功绩的结果,希腊人为了在刻瑞斯(谷类的女神)的神秘祭祀仪式上感激他,给予他居民权并且在古希腊的城市公共会堂款待他和他的家人,而古希腊的城市公共会堂是用来接待为国家做出重大贡献的宾客的。盖仑也提及希波克拉底阻止大规模瘟疫的事件,并补充到希波克拉底通过焚烧和使用芳香剂的办法来清洁城市的空气,在盖仑看来希波克拉底的方法对于阻止瘟疫的扩散取得了巨大成功,所以说被索拉纳斯和盖仑提及的瘟疫与修西得底斯提及的瘟疫不是同一次。另外,盖仑还提到,希波克拉底曾经在雅典行医,证据是希波克拉底曾经为一位居住在凯克罗斯的患者治疗。

在希波克拉底众多杰出的治疗案例中,最成功的莫过于他应阿夫季拉居民的要求给阿夫季拉(古希腊色雷斯的一沿海城镇)的德谟克利特治疗。只有索拉纳斯对这个事件进行了描述,治愈了这位哲学家的精神疾病后,他返回阿夫季拉,索拉纳斯把这件事描述得像他成功阻止了一场瘟疫一样。择兹斯(Tzetzes)补充道,当地居民对此充满感激,给了他10 个特伦斯(货币单位),但是希波克拉底与德谟克利特的对话说明阿夫季拉人是最聪明的人类,他拒绝收钱,并感谢阿夫季拉人让他结识了如此伟大的一位哲学家。

这位杰出的医师晚年是在塞萨利(希腊地名)度过的,更确切地说是在拉里萨(希腊地名)、科里恩、斐赖、特里卡和墨利玻亚,上述说法可以被他在这些城市治疗疾病的发现证实。索拉纳斯还声称在雅典人向科斯的居民宣战并袭击了他们时,希波克拉底成功地帮助他家乡的人民进行武装。按照索拉纳斯的说法,希波克拉底享年 99 岁,在拉里萨去世。在他去世后很长一段时间,他的坟墓仍在拉里萨和吉通纳之间存在着。

遗憾的是,我们无法确认几部署名为希波克拉底的著作是否真的为其本人所著。古人也怀疑一些作品的署名应该是希波克拉底的儿子,还有一些作品的署名应该是希波克拉底的亲属,但是由于署名经常改变,后来他们索性随意地把作者归为希波克拉底的儿子或者亲属中的一个。在希波克拉底生活的时代,纸张在希腊还不普及。不过能确定的是,莎草纸还是有的。在阿玛西斯统治结束后,希腊在埃及的殖民地居民学会了如何制造这种纸张,但是在亚历山大大帝之前这种纸张的使用绝不普遍。因此,希波克拉底把他的发现写在一些小牌匾上并封上蜡,或者写在动物的皮上。这些文字有很多不是用来发表的,只是存为己用。然而他的两个儿子,萨鲁斯和德拉古,还有他的女婿波吕玻斯(Polybus),接纳了当代学派的主张,篡改了希波克拉底的著作,改变了原著的结构,通过添加模棱两可的段落来尽可能地阐述他们自己的观点。

最大的信息混乱发生在托勒密王朝,亚里士多德建立了第一个大型图书馆,搜集了一系列书籍,而亚历山大禁止纸张的出口,以便他们能独享古籍的复制品。因此,大量唯利是图的人因为埃及国王的狂热而获利,卖给他们当时最著名的希波克拉底的作品,或者干脆把自己的作品署上希波克拉底的名字卖给他们。托勒密国王想要建造一个比博格玛斯(Pergamus)国王所建造的更加宏伟的图书馆,因此对于提供给他的图书不会仔细审查。

正因如此,区分希波克拉底的真迹就更加困难了。亚历山大时期的版本是最难分辨真假的,即使是在当时,人们也要很仔细才能分辨出真假。在公元前 500 年末期,盖仑曾尝试区分已出版物的真假,他了解希波克拉底学派继承人写作的知识,具备识别的天赋,知晓科恩(Coan)圣

人的写作风格，这些特点决定了盖仑适合进行这个任务。莫库利亚斯
(Mercurialis)也是一个具有广博知识的人，豪勒(Haller)是第一个图书
馆的医师，还有格鲁勒(Gruner)，他毕生都在进行这项工作，基于一个原
则，他相信希波克拉底是一个具有非凡能力、广阔知识同时追求真实和
谦虚谨慎的人。通过这些标准测试，尽管有很多不确定性，他们仍然审
核了所有已知的作品。

　　希波克拉底公认的真迹是《流行病学》(*Epidemics*)的第一卷和第三
卷，《普诺申斯》(*Proenotiones*，不是艾尔泽维尔在1660年出版的)，而由
巴黎的杜里特斯(Duretus)出版，莱登(Leyden)的霍勒利斯(Hollerius)
批注的那本《普诺申斯寇科》〔*Proenotiones Coacoe*，是公认的赝品〕，分别
是《预后诊断》(*Prognostica*)和《普荷迪》(*Prorrhetica*)的第二卷。而豪
勒时代也出版过很多著作，即使是公认真迹的书籍，其真实性也备受
质疑。

　　尽管哪些是希波克拉底的著作还存在争议，我们还是可以从中看出
那个时期人们的医学理论和实践水平。如波尔博士所言，值得注意的
是，希波克拉底的著作可能对当时整个时代的医学作品都有影响。波尔
补充道："在那个时代，医生的称谓只是为了领取医师费用，真正投身于
医学的人能否读懂哪些著作并不重要，因为整个世界的人只要看到他的
著作就会认同。但是那些自认为受过良好教育的正规医师，不应该忽略
希波克拉底的观点或者忽视有观察记录的最早期的药品使用情况。不
论结果如何，始终不变地追求事实真相的品格成就了这位医学之父。"

　　以上简单地介绍了医学之父希波克拉底的生平，一些作家称他为
"神一样的老人"，同时这些作家指出，那些被认为是希波克拉底的著作
能使我们了解那个时期，尤其是希波克拉底生活的时代的医学状况，接
下来也许我们可以再收集一些希波克拉底在不同医学领域的认知，正是
这些知识构成了当时的医学科学。

　　首先是关于希波克拉底在解剖学方面的造诣介绍,这方面好像没有人提及,并且很多人怀疑希波克拉底是否是通过正常的解剖学手段获取了这些知识。盖仑相信这是真的,他相信希波克拉底首创科学解剖学,并认为他在那个时期的解剖技巧相当熟练。但是众所周知,在希波克拉底生活的时代,人们仍然认为尽早入土为安是对死者莫大的尊重。事实很有可能是这样,希波克拉底像同时代的恩培多克勒、阿尔克迈翁和德谟克利特一样,通过解剖动物获得解剖学知识。带有他的印章的著作显示,他除了具备相当程度的骨科学知识外,几乎对解剖学一无所知,或者说至少对人体组织结构的认知很少。希波克拉底不清楚动脉和静脉的区别,并认为它们是相同的。他也不清楚神经系统的构造,认为神经和韧带是同样的功能,而且他完全不清楚神经是用来传递感觉并与大脑相连的。

　　至于希波克拉底的生殖理论,则与当时的普遍认识相似。他认为流产是由于子宫内集聚的黏液导致的。他提及的怀孕的标志表明他对于动物的生殖系统的科学知识有限。希波克拉底相信右侧睾丸产生的精子进入右侧的卵巢会生男孩,反之则是女孩。希波克拉底对这个右侧乳房萎缩预示着妇女会早产并且生男孩,而左侧乳房萎缩预示着妇女会早产并且生女孩的理论深信不疑。希波克拉底还认为若是男人的右侧睾丸比左侧的大,就一定会生男孩。希波克拉底还持有妇女怀男孩会比怀女孩时面容更有生气的观点。希波克拉底提及暖和冷的精神促进胎儿发育的观点完全是依靠想象的,而且他还认为灵魂是从空气中通过脐带上的静脉注入胎儿的。

　　希波克拉底认为人体存在四种体液,也就是血液、黏液、黄色胆汁和黑色胆汁。这些体液共同的来源是胃,但是每一种体液也有自己独特的来源,血液来自于心脏,黏液来自于头部,黄色胆汁来自于胆管,而黑色胆汁来自于脾脏。在他看来,脾脏不仅有黑色胆汁流过,还有水经过,然后流向尿道或者膀胱。

希波克拉底首次提出了疾病发展的三个阶段的理论,也就是未成熟阶段、混合阶段和危机阶段,他相信致病物质在被清除出体内之前会经历一个过程。尽管整个理论都源自于想象,但每个阶段的区分标志都被划分得非常细致。因此他被认为可能是诊断学真正的创始人。他还发现简单疾病的本质是遵守某些法则的,尤其是在发烧中,致病物质的排除就是发生在规律的几天内。这些日子被他称为临界日,按照他的说法,主要是第 4 天、第 7 天、第 11 天、第 14 天、第 17 天和第 20 天。至于如何驱除致病物质,他发现有很多种办法可以使用。他认为流汗不是其中的一个途径,但是基于他的著作描述,有很多病例显示,他们的疾病是通过流汗驱除了致病物质。

希波克拉底对于尿液颇有研究,他认为尿液整体的形态,尤其是尿液的沉淀物,是很好的疾病表征。在希波克拉底看来,尿液中的沉淀和浮在上面的泡沫是一种自然清除致病物质的表征。他非常仔细地观察并发现舌苔等的好坏对于疾病的诊断有用,还有病人的状态、眼睛的状态、身体的颜色和温度、躯干部分是水肿还是消瘦、呼吸系统和智力系统的功能等也经常用于诊断。

希波克拉底的医学实践需要分为三部分来了解,分别是营养学、医学和手术。他的女婿波吕玻斯把营养学的部分归到希波克拉底的名下,但是我们有很多理由相信这些观点其实是源于波吕玻斯。第一条是那些还没有被发现绝对有害的习惯仍要继续保持。他认为已经坚持了一段时间的生活习惯,即使对健康不利也不应该马上更换,应该再保持一段时间,在这段时间内循序渐进地做出改变。过快地改变生活习惯都可能会对身体不利,应该逐渐从一个习惯转换成另外一个。任何行为,比如睡觉和走路、活动和静止、营养和排泄都不应该超出人体的自然限制。处在健康状态的人们不应该使用任何药物。通便的药物只适合那些真的有严重便秘的人们。过于严格的生活习惯相比于更自由或少些限制的生活方式对人们的健康更加不利,因为前者过于严格的要求可能会由于人们无法完全遵守,而导致不良后果。

据科恩说,严重感染患者从这个观点中获益。他应对这些病例的主要方法是通过冷却、稀释或者其他类似的手段来调和饮品。因为他们相信生病状态和健康状态下的体液不同,他尽力想办法使疾病状态的体液恢复到健康状态,为了避免打断体液的转化过程,有必要限制摄入过于滋养的食物。因此科斯的医师有如下规范:"我们越是滋养不健康的机体,就越是伤害机体。当病人的疾病在恶化时,我们不应该让病人进食,尤其是病情极度恶化时。我们应当毫不迟疑地开一个清淡饮食的方子来应对发烧,同时检查患者身体的状态,看看患者是否能在病情极度恶化之前不进食。增加患者饮食的摄入应当非常小心,通常,若是患者身体足够强壮,在整个发烧过程中不进食是最好的,但是在应用这些法则时,一定要注意疾病的程度、进展情况和患者的身体状态,并减少肉和酒的摄入。"在同一本书中,作者还阐述了当要改变患者的生活习惯时的预防措施,并提出了一些很好的训令,他建议不要给患者过于严格的要求,要求要适当宽松一些。

希波克拉底首次发现在各种发烧中稀释剂的效用,直到18世纪,这种方法在稍微改进后仍在使用。至于他的实践规范,尽管这些格言说得不错,但是很多作者认为希波克拉底并不清楚如何使用这些规范,因为在希波克拉底的著作《流行病学》(*Epidemics*)中描述的疾病治疗方法都存在致命的缺陷。然而,这些反而说明了希波克拉底对于事实的诚实态度。众所周知,在医学实践中,正确的疗法有时候可能不能治愈疾病。按照希波克拉底的观点,医师治疗的方式应该是一直关注疾病的进程。像希波克拉底这样尊重疾病本质的医师不可能发现不了重塑健康的本质,尽管有时某些疾病是无法治愈的,正是因为有了这些观察,他才能在

《流行病学》第六卷中提出"自然才是最好的医师"。他把严重的疾病分为三个阶段,在每个阶段中都能发现自然强大的治愈力量,当他发现自然的治愈力量不足时,就通过一些手段予以加强,若自然的治愈力量过强,则想办法削弱它。

对于那些他认为有益于疾病的事情,他从不干扰,而是一直尽自己最大的努力去实现。从这个角度看,在面对严重的疾病时,尤其是在疾病的初始阶段,除非他看到,否则他绝不会说已经驱除了致病物质,他也不会想象自己能看到致病物质已经被驱除。所有希波克拉底的治疗都指向驱除致病物质,在希波克拉底划分的疾病发展的未成熟阶段,他所有的治疗都是保持致病物质被驱除通道的湿润,以便致病物质流出。在严重的疾病中,当病情极度恶化且发作频率最高时,他强迫自己保持认真观察,若有不良症状出现,他会对症治疗。

然而,希波克拉底也不是盲目等待自然的治愈;相反,他提出在疾病被去除的过程中致病物质会被除去,在体液经过转换后他会用药排泄出这些疾病状态时的体液,但若是体液没有完全转换则不会用药。尽管如此,有时候他操作的目的是与自然的效果相悖的。当他发现血管过度膨胀后会划开血管,反之,发现血管干瘪时则会想办法扩充血管。在医学上,永远要最大限度地跟随和模仿自然,这句真理没有像以前一样那么被人们认同。一些希波克拉底医学实践的模式表明了他的这个观点。

在面对很年轻健壮的、严重疾病的患者时,希波克拉底一般会采用放血疗法。他采取这种疗法主要的目的是减少不规律的、发烧初期的症状,并加速进入混合期(按照希波克拉底的疾病分期理论的第二个阶段),因此,他通常在判定疾病为发展的第一个阶段时就进行这个手术。他不是参考疾病已经发生了几天,而是看疾病的状态。在大多数的病例中,他都建议在离发病部位比较近的位置开口,但是在确定要开口的血管时,他对人体结构组织的错误理解会指引他做决定。因此,在憋尿状态或者胸膜炎时有必要打开手臂静脉血管;在处理年轻健壮的水肿患者,且感染发生在春天时,他恰当的建议和操作也会治愈一些疾病。需要放多少血是由症状的严重程度决定的,多数情况下,按照指导放血后患者会出现晕厥。

从体液中清除病原的法则被描述得非常精准。在评判这种清除处理是有利还是不利时,要考虑气候、季节、天气状况、病人年龄和感染性质。希波克拉底教导学生关于驱除的方法,尤其是通过排泄来驱除永远不要太多,因为在这种情况下很危险。

希波克拉底的泻药都是强力泻药。因为在他生活的时代,泻药只有白藜芦、大戟胶树脂提取物、金刚烷胺的种子和红花属植物的种子和花。这些也常被用作催吐剂,但是希波克拉底在很多疾病治疗中不对催吐和排泄用途进行区分。只要能起到驱除的作用就可以,不管是通过排泄还是呕吐的方式。当希波克拉底需要使用温和的驱除方式时,他选择驴奶、山靛属草药汁、老一点的山靛属植物的叶子或者是甜菜根煎熬的汁混合盐和蜂蜜。作为这种驱除的辅助,他会使用灌肠法和肛门塞。总体来说,他在治疗慢性病中会使用这些驱除剂,但是他在严重疾病中的应用肯定比 18 世纪绝大多数的医师用得更加自由。希波克拉底使用的利尿剂是韭菜、洋葱、山靛属草药和野生荷兰芹等,用酒和蜂蜜按比例稀释,有时也使用热水浴。然而,他使用斑蝥治疗水肿,也试图通过热敷、大量饮用碾去壳的燕麦制成的饮品或带酸味的蜂蜜醋等间接治疗方法。他也通过相同的方法促进流汗。然而在很多情形下,他完全是按照经验主义的方式来治疗疾病而不遵守任何法则。

希波克拉底主要的治疗方法来自于草药。除了使用明矾和一些铜或者铅,他只使用草药。希波克拉底生活的时代的药学或者说准备药物的技术非常原始。举个例子来说,为了减弱大戟汁的辛辣,他们把大戟汁一滴一滴地滴到干的无花果上,这就制成了所谓的治疗水肿的良药。

没必要关注希波克拉底著作中关于化学的描述，因为化学科学起源于西伯克阿里迪生活时代之后。

据科恩说，希波克拉底进行过一定数量的手术，并有很多新的发现。据说希波克拉底也是第一个使用绷带的人。在面对严重的外伤时，他要求患者休息，给出一个严格的作息要求并建议让受伤的部位处于最舒服的位置。当肋骨或者体腔内有大量的外伤时，他要求让血流通畅。他不使用油或者湿润的敷料，但是在面对某些疾病时他会使用软化糊剂。他把伤口的愈合归功于热的治愈作用。他经常使用催吐剂，尤其是在发现头部外伤常伴随着呕吐症状后，常在治疗头部外伤时催吐。

希波克拉底认为，在外伤伴随皮肤丹毒时，非常有必要应用驱除的方法，因为丹毒常常是由于胃部紊乱造成的。他发现，当伤口是由钝器所致时，化脓是不可避免的。在处理头部外伤时，如果必须使用环形锯进行手术，他会非常谨慎。希波克拉底在他的手术中会用到两种不同的锯子，一个是常用的环锯，另一个是像环锯的钻孔器。在使用手术器械前，头部的皮肤会被掀起，然后用手术刀测试头骨的硬度。在同一本书中，还介绍到受伤害头部的对侧常能感受到疼痛。在胸腔内有积液时，希波克拉底也会从肋骨间隙中插管将胸腔积液引出。

在处理骨折时，正反夹板被首次使用，然后会用绷带系紧，夹板的延长部分也会被系紧，这样就能起到固定肢体的作用。患者在前臂骨折的10天后，希波克拉底建议患者走动时要吊起前臂。他也提到了一般骨折恢复需要的时间，而且还特别区分了年龄、性别和其他的因素可能会加速或者延迟恢复的情况。希波克拉底制造的防止大关节脱臼的装置非常复杂，但是他治疗不那么严重的脱臼就非常简单了。他对于扭到脚之类外伤的发现，无论是表面的还是内在的病理解释都是值得注意的。他区分了几种不同程度的扭到脚情形，并且描述病理都是正确的，这些知识和经验能让他正确地诊疗扭脚的情况，并且发明了类似于18世纪时治疗扭脚的一些辅助器械。

希波克拉底对于医学、症状学、病理学和营养学的革命性的发现比在他之前的阿斯皮蒂亚(Asclepiadae)和哲学先贤对于医学发展的贡献都多。他教导医师们治病的第一要务是观察疾病的进展情况。他证实了空想理论的荒谬，并且论证观察是医学的基础。医学疗法从希波克拉底开始进入了基于事实的实验科学阶段，照此情况应该会有一个非常快速的发展。若是希波克拉底如此多的成功经验和方法能被继续传承，希腊人的医学将会在很短的一段时间内达到一个我们想象不到的高度。但是很遗憾，这些美好的愿望没能实现。

第十一章

希波克拉底第一位接班人

　　医学上简单的观察结果与希波克拉底生活时代的科学氛围相冲突，解剖学的发现无非就是为了证实那些跟随着希波克拉底的脚步的教条医师的推测和理论，因此他们也被称为"教条医师"。

　　萨鲁斯、德拉古（Draco，古希腊政治家、立法者）和波力比阿斯（Polybus，古代希腊历史学家）是教条学派的创始人，但是他们舍弃了声誉卓著的前辈立下的法则。且当时的科学在彻底地回转是因为受到了曾经流行的哲学观点的影响。那时的医学实践进步很小，是因为生理学上有一些值得称道的创新，这些生理学的创新主要是由怀有有趣理想的柏拉图完成的，因为不是特别重要，我们就略去不谈了。我们有必要了解一下使那个时代的医学理论家们黯然失色的医学理论的提出者，可以说这个人对每个自然科学的分支都有很大的贡献，他具有过人的天赋，并且一直坚持进行医学研究。

　　自然科学的历史和解剖学的历史与亚里士多德的生平紧密相连。相比我们提及的那个时代的哲学理论，亚历山大大帝的探险队对医学，尤其是某几个分支具有极大的影响。希腊人的文明进程从此走向了不同的方向。尽管雅典和其他类似的大城市已经大都接受了居住在偏远地方且与他们没有太多商业往来的人们,但是希腊绝大多数地方的人们对这些人仍持有偏见。他们仍然认为死尸是神圣不可侵犯的。然而,马其顿的英雄征服者很快向希腊开放了印度、波斯和埃及的口岸,使希腊与一些东方国家增加了联系,不同观点的碰撞很快消除了他们的偏见并使封建活动逐渐消失。哲学家们可以经常去不同地区旅行并且获得其他国家先贤的观点,可以有机会修正自己的观点。在这个世界上希腊不是仅有的鼓励科学的地方。希腊人发现,其他国家的人们对于科学的偏见更加强烈,不过这个发现使他们也有了一个更好的引导自己国家人民的理由。

在亚历山大的保护下,商业对于科学的发展有一定程度的影响。亚历山大把埃及建成了当时的世界贸易中心,并且开辟了一条和富裕国家沟通的渠道,因此希腊人获得了很多自然历史上珍贵的药物和物品。国家工业的进步和治疗手段的增加是科学进步给予商业的回馈。科学提升了财富,反过来财富也加速了科学的进程。同时,亚历山大大帝也在导师亚里士多德的帮助下学习科学。

为了能够专心地研究自然,亚里士多德去了米耶萨附近的一个国家尼姆伏那姆。普鲁塔克尽可能把菲利普(Philip)的儿子说成是一个哲学家,但实际上,他的行为证明他只是一个艺术鉴赏家。按照奥卢斯(Ollus)的说法,他自己非常嫉妒亚里士多德,在得知他的秘密后,就把这些秘密泄露了出去。这位帝王对于自然历史的研究做出了贡献,因为他把收集来的亚洲动物送给亚里士多德进行动物组织的研究。普林尼陈述道,在亚洲和希腊有几千人为他搜寻四脚动物、鸟类和鱼类。

作家阿忒那奥斯(Athenxus)曾断言,根据大部分人的观点,亚里士多德从马其顿国王那里得到了 80 000 特伦斯(货币单位),大约相当于800 000美金[①](19 世纪的美金)用来帮助他研究动物历史,但是按照舒

---

①美金:美元,美国的本位货币。

尔策的说法，这个金额可能被夸大了。然而确定的是，亚里士多德处在最利于他研究自然历史和解剖学的环境中，这也使得他取得了对医学有重大贡献的解剖学成就。通过这些有利条件，他在哲学上的成就不亚于他在医学科学上的成就。

亚里士多德的主要解剖学成就是发现了神经，他好像仅观察过动物的神经，因此推测出人的神经系统。他认为耳朵和大脑没有联系，但是他又认为大脑向两个耳朵发出两个管道，有可能指的是听觉神经。亚里士多德完美地描述了鼹鼠腱性视神经的强度，但是亚里士多德错误地判断在大脑和感觉器官中间没有联系，他认为所有的神经网络源于心脏。

尽管亚里士多德的病因学，或者说关于血管的解释不是很完美，但是他是第一个提及血管源于心脏的人。他推翻了前人关于血管源于头部的结论，并证实心脏的结构足以使其成为血管的起始部位。他首次命名了人体最大的动脉血管为主动脉（aorta），但是他认为静脉和动脉具有同样的功能，他不仅把主动脉看作是静脉，还认为它是其他小的静脉的主干。他确定大脑中不连接血管，可能是因为他从来没有解剖过人体。实际上，他可能仅是用这些作为他的大脑湿寒本性论的一个论点，因为他补充道，内脏的外膜上包裹着很多血管。

在描述血管分布方面，亚里士多德有较多错误的理论，这也进一步说明了他没有研究过人体结构。他说肝脏有一个血管流向人体右臂，所以当肝脏有疾病的时候应该从右臂放血，而脾脏的血管则是简单地流向左侧上肢。下腹部脏器的血管都是流向左手臂；主动脉没有分支指向肝脏和脾脏。

亚里士多德的血管起源与分布的医学理论和另外一个对后期生理学和病理学发展有很大影响的理论结合，这个理论就是空气从气管进入心脏。亚里士多德断言，心脏和气管的联系是通过脂肪样液体和软骨质的韧带进行的。至于其他内脏，他描述到，大脑是一个湿的物体，没有血液且充满颅腔,小脑位于脑袋后部。他发现在头部存在一个空腔,他可能指的是心室。他声称,人的大脑占身体的比例比所有其他动物的比例都大。这个发现说明亚里士多德解剖过很多动物,这一发现也被 19 世纪的研究证实。

亚里士多德解剖过大量动物,并因为比较了它们和人的差异而出名。他也是第一个绘制解剖图的,还把解剖图附在了他的作品上,但是这样的作品并没有传到我们手中。他是第一个发现人和猿类的身体特征区别的人,通过观察,他发现猿类和其他四脚动物一样,在阴茎中有一根骨头,还记载了猿类和人类在头部和脸部骨骼的差异。他还提到人类是唯一背部朝下睡觉的动物。斯德格里特(Stageirite)是第一个描述反刍动物有四个胃并解释了反刍现象的哲学家。

在亚里士多德的第一批门徒中,最出名的要属苏城的泰奥弗拉斯托斯(Theophrastus,古希腊哲学家和自然科学家,前 371—前 288)。泰奥弗拉斯托斯著有几本医学科学的作品,书中他的观点与他的导师亚里士多德倡导的观点一致。但是他最为人们所熟知的贡献是关于植物本性的研究,尤其是关于植物的生理学和疾病的研究。他确实称得上是植物科学之父。泰奥弗拉斯托斯在 107 岁时,曾感慨人生短暂和造物不公,乌鸦和杜鹿能够长寿,而人类却不能。

在这个时期,对于解剖学的发展做出贡献的另一个人是普罗塔哥拉(Praxagoras,约前 480—约前 410,希腊哲学家),土生土长的科斯人。他首次描述了静脉和动脉的区别,他的这个发现和他在解剖学中其他所有的发现一样重要。尽管亚里士多德已经在一定程度上为普罗塔哥拉提供了方向,准确地描述了前人不知道的观点,即血管的起源和分布。但是亚里士多德仅发现了血管分为主干和分支的区别,有些细小的纤维状纹理的是血管分支,其他的是血管主干。然而在这个时期,人们知晓主动脉的分支也仅是指那些能明显感受到脉动的分支。

这一伟大的发现应该完全归功于普罗塔哥拉。在普罗塔哥拉之前，所有哲学家都把动脉统称为血管。但是，在普罗塔哥拉的时代之前人们还用这个词指代气管，是普罗塔哥拉使用了"动脉（arteries）"这个术语吗？按照施普林格尔的观点可能是下面几点原因：①动脉单独出现脉动，并且随着动脉持续产生脉动，动脉的收缩在他看来需要有一个紧密连接血管的原动力。很久以来，人们认为这个原动力来自于空气；②发现人在死亡后动脉会扩张，他可能会认为在人活着的时候动脉中仅含有空气；③柏拉图和亚里士多德认为，为了解释心脏的持续跳动，必然有一条空气通路连接肺部和心脏，以保证肺部的空气可以传入心脏。在普罗塔哥拉看来，与左心室相连的动脉和肺静脉足以解释肺部气体传入心室，然后传入动脉，所以普罗塔哥拉把动脉命名为"arteries"，"arteries"在这之前一直指气管。

盖仑提到，普罗塔哥拉认为动脉在人活着的时候充满空气，不承认血液存在于动脉中并产生脉动，尽管他很吃惊血液会存在于动脉中。然而，如果普罗塔哥拉被问到当动脉受创伤出血后血液是从哪里来的，他就会解释说，当动脉受损后，动脉就会出现非自然状况，把血液从身体的其他部位吸过来进而产生出血的情况。

另外一种错误的观点与普罗塔哥拉的观点类似，亚里士多德和其他一些先贤认为心脏是韧带的起源地，至少是最强壮的几条韧带的起源器官。希波克拉底也像他的前辈那样，有类似的言论，动脉随着时间的推进变化为韧带。

普罗塔哥拉在他的医学实践中有所探索，但是基本没有遵循希波克拉底的原则。他假想间歇性的发烧是从静脉腔起始的，可能是因为曾经提出颤抖起始于存在静脉的脊椎。在普罗塔哥拉的手术实践中，他比他的前辈们大胆得多，比如他在治疗喉咙发炎时会切除人的小舌，对于那些感染了肠闭塞症的患者，他会切开他们的腹腔，只为了改变肠子的原有位置。

亚历山大去世后,这位开疆拓土的马其顿英雄被人们遗忘了。公元前321年,埃及分封给了亚历山大的姐夫托勒密(Ptolemy),也称苏特(Soter),这位王子尊重有学问的人。当时的统治者都鼓励发展科学并建造了很多图书馆。叙利亚和帕加马的国王对人类知识的发展做出了很大的贡献。这种鼓励发展科学和建造图书馆的做法是为了营造学习知识的氛围,创造新的知识同时修正错误的知识并在商业生活中应用知识所必需的正确导向。

首先带领埃及和其他国家开始学术研究的是希腊人。当地的居民对于希腊哲学中那些令其难以理解的事物很感兴趣,因此会产生一定的学术竞争,这种竞争反过来对每一种科学的发展都有很大的促进作用。

托勒密·菲拉德菲斯(Ptolemy Philadelphus)和托勒密厄威革特随后继承了埃及的王位,同他们的前任国王一样,不遗余力地支持科学的发展使其达到了顶峰。亚历山大的图书馆和博物馆从托勒密·苏特时期开始建造并在他们统治的时代收集了大量珍贵的藏品。通过在印度洋开展的紧密的商业往来,他们给自然科学家提供了一个观察那些曾经没有机会见到的动物和植物的绝好机会。最后,他们还允许医师解剖人的尸体。他们自己不鄙视对人体结构的研究并连根除去了舶来的关于解剖学是最重大罪行的偏见。

托勒密因为丰富的学识而为人们称道。他曾经在雅典、罗兹岛和其他地方购买了大量先贤的著作,其中也有部分亚里士多德的著作。按照斯特拉博的说法,当时不良的健康状态迫使他去寻找各种放松的方式,对他来说没有什么比研究自然历史更有趣。他花费了大量的金钱获取各种野生动物,然后将它们豢养在亚历山大港。

在亚历山大这座城市的后世君主统治期间,连年战争使君主不得不分散精力,科学也因此不能像统治初期那样发展。亚历山大这个城市在一定程度上可以说是当时世界的知识和商业中心。那里的居民直到托勒密七世统治前都在享受和平并发展科学。那个君主本身就是雄辩家阿利斯塔克(Aristarchus,古希腊天文学家)的忠实信徒,写了一大本关于动物的自然历史著作。他的先辈们也都像亚历山大大帝那样不遗余力地建设这座亚历山大大帝构建的城市,他们都对哲学和自然科学的快速发展起了很大的推动作用。

在这些君主的统治时期,亚历山大港成为当时的信息中心与哲学家的聚居地,雄辩家和医师纷纷从其他城市来到这里生活,亚历山大港适宜和独特的气候也使这里成为一个乐园。塞拉皮斯(Serapis,古埃及的一位神)的神庙中收藏着大量的历代托勒密国王从世界各地收集的图书。亚里士多德曾被托勒密·苏特授命组织和构建这个图书馆。据一些作者估计,这个图书馆的藏书大概有 70 万册,尽管有些人认为其藏书在托勒密·菲拉德菲斯时代不会超过 50 万册。然而,由于埃及国王比起藏书的质量更加注重数量,所以那里的藏书虽多,质量却令人堪忧。

这些图书馆的建造可能仅仅源于托勒密国王和帕加马国王的单纯竞争。欧迈尼斯(Eumenes)曾在帕加马建造了一个拥有 20 万册藏书的图书馆。这两个国王都想在藏书量和对古籍的收购价格上超过对方,这种竞赛甚至激烈到托勒密国王禁止莎草纸的出口,以阻止帕加马国王的藏书量超出他。相似的竞赛好像也发生在托勒密·菲拉德菲斯和欧迈尼斯的继承者身上,据说欧迈尼斯的继承者使用了羊皮纸工艺。

若是说在那个时代没有人在利益驱动下去篡改古籍,这一定令人非常惊奇。据记载,我们追溯到的手稿被篡改的源头就是在这个时期,且出现了很多令人怀疑的著作。阿玛尼斯(Ammonius)告诉我们,亚里士多德的著作都不能幸免。盖仑的一段文字记载让我们对那个时代有所了解,其大致的意思是说希波克拉底的名字经常被诡辩家提及和引用,以增加他们观点的可信度。

　　然而，托勒密的历任继任者参考帕加马的模式建造了一个城堡，据《苏达辞书》的记载，这座城堡叫作布鲁科姆。一大批有学识的学者在那里获得了礼遇并安度晚年，同时享有使用图书馆和自然历史博物馆藏品的特权。而且当时统治者不限制公开的讨论，并且以参考奥林匹克竞赛的模式给成绩优秀的人颁发奖励。这个组织在医学发展上的声誉尤为卓著。而且，在相当长的一段时间内，声称自己在亚历山大港学习过，足以给予一个医学实践者很好的声望。

　　在亚历山大港医学学派中，最为著名且吸引我们的要数希罗菲卢斯（Herophilus）和埃拉西斯特拉图斯（公元前 3 世纪的希腊医师），按照盖仑和塞尔苏斯（Selma Seuss）的说法，他们是直到他们生活的时代前最著名的解剖学家。这两位医师都生活在托勒密·苏特统治时代的埃及。希罗菲卢斯出生于凯尔莱多尼亚，可能比埃拉西斯特拉图斯年长一些。可以确定的是，当他的前辈们还只能依靠解剖动物来获取信息时，希罗菲卢斯就已经解剖过一些人的尸体。塞尔苏斯确认希罗菲卢斯在当时被许可解剖一些活着的罪犯并从中获得了不少知识。这位医师的著作对科学的发展更有帮助，因为他的描述不再是来自于类比（通过解剖动物来推测人的组织结构），而是真正地解剖人体。当然，他会有一些发现，其中最重要的发现是关于神经系统的功能。希罗菲卢斯是第一个认为神经是感觉器官的人。他认知到大脑的功能，因为他说脏器是神经的起源。除此之外，我们还有一些具体的例子来说明他对解剖学的一些发现。他首次描述血管壁与心室相连。他最早描述了第四窦房结并把第四心室纵向裂沟命名为窦汇（torcular），这个名字来源于菖蒲（省藤属）。他准确地描述了眼睛的不同构造，并且通过解剖发现了眼睛主要的几层膜，他给这些膜的命名到今天（参考成书日期）仍在沿用，比如视网膜（retina）。希罗菲卢斯也被认为是第一个通过取出晶状体来进行白内障手术的人。

他的另外一个重大发现，是识别肠系膜上链接肝脏和肠系膜腺体的后来被称为乳糜管的管道。然而，对于这部分描述，希罗菲卢斯没有埃拉西斯特拉图斯描述得那么准确。他是第一个识别并命名十二指肠（intestine duodenum）的人。他对于生殖器的描述也异于前人，其发现了附睾，但是并没有怀疑附睾可能有某些特别的作用。在希罗菲卢斯通过发现并构建动脉系统之前，几乎没有关于动脉和脉搏的发现。他发现了脉搏的强度和流速不同，并指出心脏才是这些动脉波动力量的起源，而不是动脉本身。

相对于希罗菲卢斯对解剖学的伟大贡献来说，他对医学其他分支的贡献较小。他对于解剖学的发现十分准确，以至于16世纪伟大的解剖学家之一法洛皮奥（Fallopius）说，"怀疑希罗菲卢斯的解剖学就像怀疑福音书一样没有必要。"基于脉搏相关的理论，希罗菲卢斯开始研究症状学，他把症状分为两类：诊断学，也就是区分疾病的症状；既往症或者过往的症状能区分身体的状态；预后学，或者说是一些症状能预示疾病结束后身体会是一个比较好的状态还是一个比较差的状态。然而，他关于具体这方面的研究，就像是那个时代的医学实践者一样是没有依据，靠想象的，就不值得再次提及了。

另外一位没有希罗菲卢斯那么出名，但是也被载入医学发展史册的是埃拉西斯特拉图斯，他可能生活在公元前300年前后的亚历山大港，大约在希罗菲卢斯的时代。他是尼多斯的克律西波斯（Chrysippus）、美特若多若（Metrodorus）和泰奥弗拉斯托斯的门徒，并且曾经在西流基尼卡特的王庭生活过一段时间，在那里他曾经通过一次成功的治疗获得了崇高的声望。阿皮安（Appian）和卢坎（Lucan）向我们介绍了这次治疗的细节，尽管没有提到埃拉西斯特拉图斯，但是普鲁塔克在陈述这件事时提及了埃拉西斯特拉图斯。西流基国王的儿子安提奥卡斯（Antiochus）十分迷恋他的继母斯特拉托妮可（Stratonice），以至于后来生病了。这位王子卧病在床，没有病痛但是日渐消瘦，无人知晓病因。埃拉西斯特拉图斯发现这位王子眼窝深陷，声音沙哑，脸色苍白，不时会无意识地流下泪水，他猜测这位王子得的是单相思的疾病。为了证实他的假设，他把他的手掌放在王子的心脏处，然后让王庭中的所有女性走过病榻，当斯特拉托妮可接近时他的脸色立刻变了，并且心跳加速，渗出汗水而且全身战栗。阿皮安和卢坎陈述了这个故事的后半段的细节，就是埃拉西斯特拉图斯把他的发现告诉了西流基国王。

很快，埃拉西斯特拉图斯就停止了医学实践，转而去了亚历山大港，在那里，他投身于医学理论构建和解剖学。埃拉西斯特拉图斯的骸骨被埋葬在了萨摩斯（希腊爱琴海中的一个小岛）对面的米凯尔山上，有好几位作者给了他一个撒密安的别名。他渊博的知识和正直的人品使他结交了很多朋友，并且有很多门徒，他被称为那个时代最好的解剖学家和理论学家。埃拉西斯特拉图斯假定消化是通过摩擦进行的。埃拉西斯特拉图斯的病理学理论是基于动脉中仅有精神力，他认为疾病尤其是发烧和炎症是因为动脉里进了血液。他担心流血会导致血液从静脉流入动脉，而且因为毕达哥拉斯禁止，他也不大采用净化疗法。他治疗患者的方式是禁欲或者过量运动。他进行静脉切放血术后会使用绷带系紧伤处；他的净化疗法就是采用轻度催吐或者通过排泄。他建议使用简单的药物，并且拒绝使用那个年代复杂的药方。

埃拉西斯特拉图斯首先发现并且命名了静脉腔中的静脉瓣。据科里奥斯奥列里乌斯描述，埃拉西斯特拉图斯的手术实践非常大胆，比如在患者的肝脏或者脾脏脓肿时，他会毫不犹豫地打开患者的腹腔并对患病处进行治疗。

在希罗菲卢斯和埃拉西斯特拉图斯之后的三个世纪中，他们的主要追随者是欧德摩斯（Eudemus），阿帕美古城的德米特里厄斯（Demetrius），曼提亚斯，塔纳格拉（古希腊城市名）的巴齐斯（Baccheius），劳迪西亚的泽农(Zenon)，基提翁的阿波罗尼奥斯(Apollonius)，孟斐斯(古埃及城市，废墟在今开罗之南）的阿波罗尼奥斯（Apollonius)、卡利马科斯(Callimachus)、卡利安纳斯(Callianax)、齐斯马斯(Chrysermus)，卡利斯托的安德里亚斯(Andreas)、赛迪亚斯(Cydias)，伊利斯利尔的赫拉克利特(Heraclides)、提尔的阿波罗尼奥斯(Apollinius)、圣加伊乌斯(Gaius，古罗马作家、科学家)、迪奥斯科里季斯(Dioscorides)、福卡斯(Phacas)，贝鲁特的斯特拉顿(Straton)，兰普萨库斯的斯特拉顿(Straton)，特洛阿德(小亚细亚北部地区)的吕卡翁（Lycon)，米利都(古代爱奥尼亚的城市)的尼西亚斯(Nicias)、阿波罗法尼斯(Apollophanes)、塞得的米多鲁斯(Artemidorcus)，特雷西的查理得莫斯(Charidemus)和他的儿子赫莫杰尼斯(Hermogenes)、伊塞西亚斯(Icesias)和莫得利斯(Menodorus)，但是盖仑对这些人评价很低，称他们傲慢又自大。这些人中没有一个有突出成就也是很奇怪的事，虽然这些人支持的亚历山大港学派的影响力随着实证和系统方法的发展变得越来越衰弱，但是这个学派直到盖仑时代都还存在着。

在那个时代，医学分为手术学、营养学、神经切断术，或者像赛尔苏斯记录的，考虑到手术治疗的进步，有时候被称为药学。亚历山大港的外科医生是第一批被成功培养起来的外科医生并多次进行了当时颇有影响的手术。费罗萨努斯(Philoxenus)是第一个由于手术技巧出众而为人所知的医生。他曾经所写的几本关于手术学的著作都已经失传了。盖仑仅得到了一个他发明的洗眼液的使用方法。赛尔苏斯写了一篇关于赫洛(Hero)的颂文，赫洛曾告知网膜常在疝气中找到。

然而，在众多的亚历山大港学派进行的手术中，切石术最能吸引我们的注意力。在那个伟大的城市中有一些外科医生专做这类手术，并且如同19世纪一样，他们被称为切石术专家。安提奥卡斯六世的手术，也被称为西奥斯的悲剧，向我们展示了亚历山大港切石术专家的堕落。篡位者特里丰找了一些切石术专家伪造了一份报告,说年轻的王子正受到结石的困扰,并以清除结石的名义为他强制进行了结石清除术。

亚历山大学派对于手术器械研究进步的发展也是值得称道的。罗兹岛的艾米达斯是绷带的发明者,皮尔基恩斯(Perigenes)发明了用来治疗上臂脱臼的装置,帕斯卡特斯(Pasicrates)和尼罗斯(Nileus)发明了一种方形的盒子,辅以滑轮,用来治疗上臂的脱臼;尼姆福多拉斯(Nymphodorus)发明了一个用来辅助治疗四肢骨折的盒子。

有些遗憾的是,有很多亚历山大港的医师和外科医生的作品没有流传至今。在尤利乌斯·恺撒(Julius Csesar)的时代,著名的布鲁科姆图书馆也被一把大火化为灰烬,损毁了大约40万册图书,亚历山大港学派的著作损毁众多。尽管埃及还有一座建在塞拉皮斯神庙里的图书馆,据普鲁塔克记载,马克安东尼向帕加马的埃及艳后报告称,该图书馆有20万册藏书,但是皇家图书馆的焚毁造成的损失却是不可挽回的。

有人断言,希罗菲卢斯曾教授辅助分娩术,有一个名为阿格罗迪卡(Agrodicea)的女子学会了这个技能并被允许进行相关的医学实践,尽管女性当时是被禁止行医的,但是这条禁令没有明确的文字记载。然而,可能有一些手术的特别分支的禁令在亚历山大被推行,比如法律禁止年轻医师进行切石术,切石术只能由专门的切石术专家进行。

第十二章

经验学派

　　我们说的经验学派指的是那些忽视研究病因,把自己封闭在过往的成功经验中的那些人,经验学派适用于古代绝大多数的医师。这个学派大约存在于公元前 280 年到公元前 250 年,他们的特征是笃信某些他们承认的原则。

　　教条学派的衰落和流行的哲学观点的改变,诱发了经验学派的诞生。医师很快就丢下了希波克拉底为他们提出的基于观察的实践原则,用关于健康和疾病状态的人体功能的解剖学有限的发现,来提出新的但没有足够观察的假设。因此,理论更替的进程很迅速,在这种情况下,伴随着托勒密商业推广开来的几种新药,促使很多医师加入了药性的研究并完全顺从于教条主义的理论。

　　怀疑主义的发展为实证主义的崛起起了促进作用,在皮罗(Pyrrho)因通过构建他自己独特的医学理论出名后,实证学派就从教条学派中分离了出来。皮罗生于第 101 个奥运年,可能去世于第 133 个奥运年的第三年(公元前 288 年)。而努斯,也就是实证学派的创立者在第 133 个奥运年声誉卓著。绝对怀疑主义或者怀疑主义促进实证学派兴起的方式,可能是无差别地否认他们曾经接纳的教条主义,至少他们这样宣传自己的理论。

首个经验主义学派与我们近代的具有相似特征的假扮者不同,近代的假扮者对任何疾病都无差别地选择他们自己的"灵丹妙药",并且也只是区别于只关注病症不关注病因的经验学派。他们通过把治疗手段固化到某些法则,使医学相比于古代那种模糊不清的理论有了飞快的进步,并且对于医学科学水平提升的贡献超出了全部古代教条学派的推测。后者的理论长期隐没在历史长河里,只有历史学家对他们感兴趣,同时那些实证主义学派给我们留下的观察准则,尽管混合着一些荒谬的言行,但直到近代仍是实践基础和观察结论的试金石。

实证学派最为重要的经验就是完美的入门培训。在相同的条件下多观察几次相同的情形对于获取并总结任何理论知识来说都是必不可少的。尽管实证学派忽视了对病因的探索让人感觉有些不合理,但是他们已经把关键的病症现象当作观察的目标,不那么重要的症状对于他们来说可有可无。除此之外,他们从那些轻症中仔细地辨别了区分疾病的关键症状。医师需要将这些症状还有那些他们发现的病症的原理牢记在心。一个这样的定理就可以把医师归为实证学派,而药品、观察和记忆就构成了经验医学的基础。

经验学派源于三种不同形式的观察,通过一些偶然事件,对病人进行观察或者通过比较相似的情形类推。

当一个人拥有了一些相似病例的经验,并且这些经验可以用于现实面对的情况时,经验学派或者验尸得以被理解。但是没有人能观察到足够数量的病症,那么追溯历史记录就很有必要了,这样能发现一些相似的病理,并且能获得前辈们对于相似病例的标注。但是,这种信息获得的方式仅适用于非常完美的归纳法。举例来说,若是排泄作为关键的病症仅被一个医师观察记录过,这种记录就不应该被采纳,而是会更改为通过测试不同的实践者的症状并采纳大多数医师的意见。

观察必须要在同样的条件下进行，也就是说条件完全一致，尤其是疾病在本质和特征上必须一致才行。因此，一个医师对发炎的标注不能应用于简单或者短期的发烧上。也就是说，想要从别人的观察中获益就必须要审慎研究别人的记录，而并非需要事必躬亲。

由于我们可以从作者的描述中了解一个你没有去过的国家的准确知识，所以在漫长的医生的学习过程中，相比于自己亲自观察得到所有的疾病知识，我们可以从别人的作品中学习更多的东西。

医学实践者自己的观察或者知识在面对新的疾病或者使用新药的情况下就显得相形见绌了，因此经验学派的创始人用了另外一种治疗手法。这就是类比法，也就是将相似的疾病对比。谢拉皮翁（Serapion）把这种方法当作经验学派的基石，观察、历史和类比被称为这个学派的三驾马车。

从经验学派的上述信息来看，这个学派真的是在模仿希波克拉底的思路，因为他们和医学之父运用的是一样的哲学，并且在医学的发展上做出了改良。尽管他们学派的原则对医学的发展有极大的促进作用，但是他们对难以理解的病例的忽视，阻碍了他们取得更大的成就。他们认为没有必要去了解难以理解的病例。他们如此的顽固，以至于我们不能找到任何理由为他们开脱。

经验学派的医师们断言，在面对这些罕见病例时，每个医师都会有自己的观点，同时他们也从来没有对能给医学带来新的发现的这些罕见病例进行过探讨。他们不重视能为医学提供确凿证据的解剖学，但是他们同意有机会了解人体的结构。并且，他们最常接触的这类机会就是外伤病例，他们认为通过治疗外伤获得的知识应该形成一个理论体系。

另外一个教条学派反对经验学派的原因是，他们认为经验学派没有为生理学的发展做出贡献，尤其是没有对人体的每部分的功能提出有价值的理论。确实，经验学派的主要目标只是依据经验选择最恰当的方式治疗疾病。经验学派对于当时广泛传播的生理学和病理学假说不屑一顾，而且仅承认那些被经验证实的人体功能。

科斯的努斯是希罗菲卢斯的门徒，也是经验学派的创始人。但是，他的继承者亚历山大港的谢拉皮翁将这套理论体系发扬光大，因此有些人认为他才是这个学派的创始人。谢拉皮翁强烈地反对希波克拉底，同时整天忙于研究药物。科里奥斯·奥里利乌斯(Ccelius Aurcelianus)引用谢拉皮翁的著作责备其对治疗心绞痛过于荒唐的治疗方法和他对营养学的忽视。的确，可能在那个远古时代很多迷信的治疗方法都会被用于疾病的治疗。除了上文提到的药方外，谢拉皮翁还使用骆驼的大脑、海豹胃内膜、鳄鱼的排泄物、野兔的心脏、海龟的血液和野猪的睾丸。也有一些作者提到一些其他的方子和解毒剂是谢拉皮翁所提出的，但是和上述的方子一样，没有什么参考价值。

经验学派的谢拉皮翁在接下来250年(前276—前30)的直接继承者包括塞尔苏斯、格劳西亚斯、塔纳格拉的巴齐斯(Baccheius)、塔伦特姆(意大利城市)的赫拉克莱德、科勒冯的尼坎德和尼科米迪的曼诺多特斯(Menodotus)，但是，他们都没有值得提及的重大发现或者理论。

总之，经验学派是古代医学的末端，开启了医学发展的先河。

第十三章

1世纪中叶医学发展的状况

在 1 世纪中叶,很多国王对医药的研究和兴趣,对医疗器械的发展及人们对毒物和解毒知识的提高起到了很大的推动作用,使那个时期的医学发展比其他任何自然科学分支发展得都好。阿塔罗斯非路米德是帕加马的最后一位国王(生活于公元前第二个世纪),因为高超的医学技巧和广博的植物学知识而声誉卓著。他在自己的花园里培育各种有毒性的植物,比如天仙子、乌头毒草、毒芹属植物和藜芦,这些植物被他用来进行实验,来验证解毒药物的效果。有几种药方就是以他的名字命名的,主要是白铅矿制成的石膏和一个用于黄疸的药方。

然而,本都(黑海南岸古王国)的国君米特里达特·欧帕托尔(Mithridates Eupator),在医术上超过了阿塔罗斯非路米德。按照普林尼的记载,这位国君会说 22 种语言,哪怕在面对遥远国度的使者时也不需要翻译。对于被投毒的恐惧让他养成了每日吃毒物和解毒药物的习惯,以使他自己的身体能抵抗各种有毒物质。他也经常用罪犯来试验毒物和解毒药物。在他死后,庞培(Pompey,罗马将军)获得了他的所有物品,并在他的城堡里找到了他的秘密日记,上面记载,他曾经因为解读噩梦而毒死了两个人。庞培让懂得这种语言的人们把这些书翻译为他能读懂的语言。米特里达特因研制了一种含有53种成分的解毒药物而著名。其中两种植物以他的名字命名，分别是泽兰属植物和另外一种百合植物叫作米斯达特姆。

卢库勒斯（Lucullus，古罗马将军兼执政官，以巨富和举办豪华大宴著名）和庞培（罗马将军）在希腊和亚洲的军事胜利使希腊的哲学首次为罗马人所知。从那之后，为了获取利益，哲学家、雄辩家、诗人和医师成群从希腊、小亚细亚和埃及涌入罗马和意大利，来向世界之都的居民们展现他们的知识。其中有一位叫作克列比得，他大约生于公元前90年的比提尼亚（古代小亚细亚西北部古王国，在今土耳其）的普鲁萨。他的主业是一位雄辩家，他是西塞罗（Cicero，古罗马政治家、雄辩家、著作家）的朋友。根据普林尼的记载，克列比得在去罗马之前一点医学知识都不懂，在罗马的雄辩家生涯也以失败告终，他对于成为一名医师毫无准备。但他却是第一个以医师的身份在世界之都成名的，并且福及子孙。对于他是如何出名的，普林尼记载了很多，其中，帕尔博士发现克列比得的做法就像每一个出名的医师做的那样，说病人爱听的话并且完全顺从病人的想法，直到病人自愈或者丧命。

克列比得的哲学继承了经伊壁鸠鲁（Epicurus，古希腊杰出唯物主义和无神论者）改良的德谟克利特的哲学，其对生理学的认识停留在触觉小体和原子流过看不见的小孔阶段。他对希波克拉底的道法自然和自然治疗疾病的学说嗤之以鼻，他甚至不承认磁铁具有吸引力。在他看来，每一件事发生都是有其必然性的，事出皆有因。自然界的事物也是这样的，但是人体的活动对人体是有害处的。他的解剖学知识非常不完善，举例来说，他从来没考虑过尿液通过看不见的孔从肠道去到膀胱的正确性。在他看来，消化是没有必要的；他认为食物可以直接进入血液，随后食物变细，直到可以通过血管的小洞，然后人体吸收食物的营养。饥饿感是由排泄引起的，而口渴感是由小洞引起的。他认为排泄物也具有营养,因为一些昆虫就以排泄物为食。

　　他的病理学也是类似的理论。发炎是由于大块的物质或者快速流动的原子阻塞小孔导致的,疼痛是由于大颗粒阻塞并且缺乏小颗粒导致的,晕厥、水肿和肺结核是由于孔径过大导致的,并且他认为水肿是由于肉从小孔中渗出随后变成了水导致的。他还认为持续发热是大颗粒阻塞导致的,间日热是由较小的颗粒的阻塞导致的,四日热是由更小的颗粒导致的。而且他的医学实践原则对治疗学有一定的贡献。他拒绝暴力疗法,尤其反对催吐和排泄疗法,他用注射疗法取代了排泄疗法。他常常使用放血术,尤其是治疗炎症的时候。他很少使用杯吸法,除非发烧症状消失并且没有多血症的情况下才会考虑使用。在他看来,通过按摩、饮酒、怀孕和洗浴可以去除阻塞。他最早使用淋浴(如果我们对于"balneoe pensiles"这个单词的翻译正确)还经常建议进行冷水浴。在治疗急性心绞痛或者喉咙溃疡时他会给患者双臂放血,他是第一个进行气管切开术的人,也就是打开气管来阻止患者因呼吸不畅导致的死亡。

　　克列比得是在那个时代声誉卓著的一个学派的创始人,并经过一些改善后公布了自己的准则。这个学派的门徒有拜占庭(古罗马城市,今称伊斯坦布尔)的斯特凡努斯、狄拉奇乌姆的费隆德斯(Philonides)、西西里的奥菲底乌斯,阿格里真托(意大利西西里岛西南海岸城市)的尼科,他们都曾在公元前 1 世纪中期声名卓著。马库斯阿托利斯是奥古斯都医师的朋友,也是克列比得的门徒之一。奥古斯都在他的日记中提及阿托利斯曾救过他的性命,因为阿托利斯曾受到梦境的启发说服奥古斯都在腓利比战斗前离开自己的住所,因为这一举动,阿托利斯避免了落入敌人布鲁特斯之手。阿托利斯在公元前 31 年的亚克兴角(希腊西部海岬、古城,现称圣尼古拉奥斯角)之战后,消失在海中。克洛迪乌斯和尼塞拉都也被塞利乌斯·奥雷利安努斯列在克列比得的门徒列表中,不过没有太多可以提及的价值。

在比提尼亚（古代小亚细亚西北部古王国，在今土耳其）的医师中，最富有声誉和最著名的门徒是劳迪西亚的泰米森（Themison），他也是莫索迪克学派的创始人，称呼他们的学派为莫索迪克比较恰当。泰米森花了很多精力去改正克列比得的治疗原则，然后把这些修正的原则加入自己的理论体系。泰米森受到他同时代的人和其追随者的高度评价，他的名字几乎相当于优秀医师的同义词。朱文诺（Juwenal，罗马诗人及讽刺文家）无论在其讽刺诗还是叙述诗句中都对泰米森的医术赞不绝口："泰米森一个秋天可以摧毁多少疾病？"

克列比得主要看疾病的病因，而泰米森则认为应该只关注疾病的共同症状，并且把疾病分为斯特科塔、拉卡和米科塔。使用这些术语易于理解，也可能是因为两种情形同时存在，比如疾病伴随着一个部位分泌物的减少，或者过多，或者是另外一个部位过少和过多。这些原则给医师一个指引，因此这个宗派被称为有秩序的宗派。第一种情况，也就是斯特科塔，泰米森建议使用泻药；第二种情况，也就是拉卡，他建议使用收敛剂；第三种情况，也就是米科塔，根据最危险的症状可以使用上述任何一种药物。泰米森在很多方面忽视了克列比得格言，尤其是使用了芦荟和旋花科植物入药。然而，据我们所知，他的治疗方法对于疾病的治疗好像不是特别有效。中风时他建议采用放血疗法，或者使用钻孔机来治疗，可能是想要去除血管中的脏物。

他可能是第一个使用水蛭治疗疾病的医师。他认为车前草是广泛适用的药物，并对这种植物的药性在专著《极内行》（*ex professo*）中做了阐述。塞利乌斯·奥雷利安努斯记录了一个关于泰米森的奇异的故事，他曾经被一个疯狗咬伤，或者因为和一个患有狂犬病的朋友相处过久，得了狂犬病。他把自己治愈了，但是当他试图解释治病方法时，他又发病了，这很可能仅是疑似病症。他著有几部著作，塞利乌斯·奥雷利安努斯只是引用了很少的一部分，其中没有什么重要的内容。

在泰米森的众多门徒中,维提乌斯·瓦伦斯(Vettius Vanlens)和安东尼·穆萨(Antonius Musa)推荐使用冷水灌肠来治疗肠炎。安东尼·穆萨在泰米森去世不久后也去世了,他是奥古斯都的一个自由民,因有幸治好了国王奥古斯都的疾病而声誉卓著。奥古斯都长期患有一种严重的疾病,具体是什么疾病,历史学家没有准确的记载,当时的医师到底使用了什么方子治疗这种疾病也没有记载。穆萨仅仅使用冷水浴就治好了国王的疾病。奥古斯都和参议院为了表示感激,不仅给了他很多赏赐,还册封他为骑士,并为他在埃斯科拉庇俄斯的神庙中立了一个铜制雕塑。卡修斯曾断言,穆萨被自己的成功冲昏了头脑,他也给马塞勒斯国王来了一个冷水浴治疗,但是这个疗法导致了这个年轻国王的死亡。另外,穆萨治疗恶性溃疡的方子是使用毒蛇的鲜肉以及生菜、菊苣和莴苣菜。

泰米森的治疗体系好像没有什么态度强烈的反对者或者辩护者。到目前为止,我们所知道的这个体系代表医师的观点,他们都介于克列比得的小孔理论和泰米森的斯特克特姆和拉克姆理论之间,而且医学实践者好像有更多的自由,尽管他们没有什么伟大的成果。

第十四章

1世纪后医学的发展状况

科尼利厄斯·塞尔苏斯(Cornelius Celsus)是一个条理宗派的杰出代表人物,他引导人们(至少为此做出巨大贡献)如希波克拉底推荐的那样去研究和观察患者。对于优雅的作家西塞罗,我们知之甚少。我们仅仅知道他受过很好的教育,当他还在襁褓时就受到条理宗派的洗礼,他的医学贡献仅仅是他全部成就的一小部分。尽管我们没有更多的证据说明他是一个医师,但他曾准确地描述了几个手术,让我们相信他精于此道。

比安科尼(Bianconi)推测,塞尔苏斯是提比略(古罗马皇帝)的副手,并曾伴随提比略远征东方;有一种观点可能是正确的,贺拉斯在他给弗洛鲁斯的书信体诗①文中提到了塞尔苏斯和巴拉汀伯爵山图书馆的编辑。比

---

①贺拉斯致弗洛鲁斯的书信体诗文:

"Let Celsus be admonished o'er and o'er,

To search the treasures of his native store,

Nor touch what Phoebus consecrates to fame,

Lest,when the birds their various plumage claim.

Stripp'd of his stolen pride,the crow forlorn

Should stand the laughter of the public scorn."

安科尼也尽力证实他和塞尔苏斯·奥维德很熟。

塞尔苏斯的农学著作中提到了兽医治疗术。书名叫作《论医学》（*De Re medica*），尽管本书专注于手术，但是也包含了一些能让我们推测当时解剖学状况、医学状况和其他科学分支发展状况的事实。塞尔苏斯为了解剖学，与忽视解剖学的经验学派据理力争。他对某些组织结构的描述表明他曾亲自解剖过人体，而其他人对肝脏的描述则源于解剖动物。他总是把动脉和静脉弄混，也没有一个非常准确的对于神经的了解，因为有时候他把神经归为跟腱，有时候归为肌肉。

他对于症状学，症候学，以及临床医学的原则很多源于希波克拉底和其他古希腊的著作，还有一些改良自克列比得和泰米森。他反对关键日的存在，推荐按照实际情况使用排泄疗法，尤其建议使用按摩、运动和浴疗来应对慢性感染，而且首个说明了兴奋性药物的使用方法。然而，他受到迷信思想的影响，并深信几种迷信的药方能治疗癫痫，比如刚被杀死的剑士的热血、人或马某些部分的鲜肉。

他对于手术的一些见解，在19世纪仍然被人们所接受。他的结石术手术疗法，也就是通过一个小装置将结石从膀胱中取出的手术方法在古代被广泛采用，并且当时更加适用于孩子。考虑到他所处的年代，他那些关于使用环形锯的手法应该受到极大的表扬。在那个时期，助产术还处于一个很粗犷的状态。那时取出孩子的方式比较暴力，有的过于暴力以至于孩子取出时成了碎块。

塞尔苏斯曾提到一些在他生活时代的罗马所进行的手术，比如当包皮不能完全覆盖龟头时，进行人造阴茎包皮形成术。为了保证男孩的声音动听而给他们的生殖器上枷锁，斗剑者为了保证体能而被禁止性交过度。他观察到"龟头上的皮肤在两侧都被拉长并穿孔后用墨水标记，然后等待一段时间。若是这些标记超过了龟头，会在边缘做上标记并取走多余的部分；若是龟头没有被完全覆盖，那些部分就是需要补充的。然后有标记的地方,皮肤就会被用针线缝合,然后每天再打开,直到开口处长到一起。当这些完成后,针会被取出,换成一个钩扣,这样看起来比较明亮,也好看得多。"他发现"这个手术是一种需要,而不是必要"。

塞尔苏斯也许被当作他的追随者们的格言象征,而不是被当作历史研究。然而,这些基于研究和实践古代医师观点的人,人们可以在他的著作中发现准确的细节描述。这些用纯正拉丁语写的著作极大地填充了医学著作。

普林尼则责备这些医师和他们的同辈有难以和解的怨恨,并把他们丑化。然而,对于普林尼的这些诽谤言辞和他对于那些罗马医师不应该受到赞誉的说法,也是有一定依据的。我们现在来看那时的历史细节,那时的世界之都罗马到处都是医师,他们都只为了攫取财富和地位,提升自己的学派在古代废墟中的影响力,通过新体系构建陈腐的治疗方式来蒙蔽人们。

其中,马赛的医师卡瑞纳斯(Cainas)将占星术引入医学(54—68),并且根据星象为病人制定治疗方法。尽管那是荒谬的言论,他仍在他生活的国家获取了巨大的财富。

萨鲁斯·特拉利安纳斯(Thessalus Trallianus,54—68)在吹牛方面超过了所有与他同时代的人,可能也超过了他的前辈们。他爸爸的地位很低,他没有机会获得教育。盖仑一有机会就会为萨鲁斯解释,但是普林尼仍然指责他令人厌恶的自大以及无知。施普林格尔说,一个给古代医师都起了诨号,在仔细阅读前就有了判断,并自命为"首席医师"的人,自认为超过了其他所有的医学实践者,虽然他对希腊作品知之甚少,但却敢于指控希波克拉底给患者的营养过于丰富从而害死了患者。他是一个敢于写信给尼禄(Nero)说他的前辈们对于医学毫无贡献的人,是一个鼓吹六个月就能教会别人医术的人,这样的人怎么值得子孙后代尊重呢? 但是事实上,他收了很多门徒,然而,这些门徒都是些制绳师傅、厨师、屠夫、编织者和制革工人。总之，都是些手艺人，他教了这些人6个月，就让他们去给患者看病了，等于是赋予了他们杀人而不受惩罚的权利。马夏尔在讽刺短诗①中对经过上述培训的医师的治疗习惯做出了讽刺。

萨鲁斯的理论体系与克列比得和泰米森的有所不同，但是差别不大。然而，多数是不能用常理理解的。当普通的"原子病理学说"理论无法解释时，他使用克列比得的触觉小体和小孔的理论来构建新的解释。这个新的迹象被他称作废物排除，或者是触觉小体和孔之间的自然联系重塑。

盖仑批评萨鲁斯尽管写了医学方面的书籍，但是他对医学没有基本的概念。萨鲁斯主要的作品被塞利乌斯·奥雷利安努斯所引用，主要是描写饮食的，但是盖仑提到，萨鲁斯的名字与手术相连，让我们相信萨鲁斯可能写过某些手术记录。但萨鲁斯关于疾病的观点没有什么可提及的价值。

在同一时期的条理学派鲁弗斯·以弗斯（98—117），可能是第一位医学词典编纂者，还有伊洛蒂安（Erotian），他的《希波克拉底词典》（Lexicon Hippocraticum）仍然是很有价值的一部著作。在这个时代，从尼禄（古罗马暴君）到图拉真（Trajan，罗马皇帝，98—117在位）的时代还

---

①马夏尔讽刺短诗节选：

　　　　"Languebam；sed tu comitatns protinus ad me
　　　　Venisti centum，Symmache，discipulis.
　　　　Centum me tetigere manus，aquilone gelatse；
　　　　Non habui febrem，Symmache，nunc habeo."
　　"I send for Symmaclms；he's here,
　　A hundred pupils following in his rear.
　　They feel my pulse，with hands as cold as snow；
　　I had no fever then，I have it now."

生活着迪奥斯科里季斯和普林尼。①

　　然而，虽然卫理公会派曾被广泛接纳，但在这个时期被拆分成了几个派别。其中之一被他的创始人称为艾皮西涅主义，或者叫作折中教派，尽力去在持有不同观点的作者中寻求一个平衡的观点，并且在每一个哲学体系中寻求一个最可信的哲学观点。这个学派的代表人物就是斯巴达的阿尔西乌斯（Agathinus）和他的支持者们，阿帕美古城的阿卡基恩斯（Archigenes）和凯撒利亚（一座著名的罗马时代古城遗址）的菲利普。

　　卫理公会派的另一个分支叫作普纽玛主义。这个派别的主要代表人物是安塔利亚的阿忒那奥斯（Athenɵeus），按照盖仑的说法，这个人的理论体系比他同时代其他人的都要完善。阿忒那奥斯认为火、空气、水和土壤不是真正的元素，它们的品质、温度、湿度才是。像禁欲主义者那样，他制定了 15 条门规，也就是精神或者空气驱动和指引万物，当不协调时会导致疾病。在这个共同的规则上他们被称为普纽玛主义信仰者。

　　然而，安塔利亚全部门徒的声望之和也不及阿雷提乌斯一个人的声望。奇怪的是，他从没有被盖仑提及，也没有人在艾修斯之前注意到他。他主要在普纽玛主义学校中接受教育，然后支持这种学派以及部分普纽玛主义的观点。他的预言永远简洁明快、受人尊敬。他认为每一条神经从起源到末端不是一条直线，而是呈现 X 状的交叉，从一端延伸向另外一端。他以此来解释为什么一侧脑部受损，对侧的肢体会受到影响。

　　在古代医师中，他的医学实践无疑是最明智的，而且在那个年代他的医学实践极其简单合理，超出人们对那个时代的预期。他用药较少，而且仅用简单的药物，喜好使用催吐剂，尤其是白藜芦，这是他使用最有效的泻药；他经常在人体各个部分自由地采用放血疗法；他反对一些医

①普林尼关于自然历史的著作作为这个时期医学史的研究提供了丰富的资料，也为这个时期医疗器械的研究提供了相当多的信息。

学实践者对药物提纯,倾向于从小静脉入手来进行放血疗法;他使用动脉切开术、拔火罐和水蛭吸血术,也倾向于选择用饮食调节的办法来治疗重病;相比于之前的医师,他更愿意选择饮酒疗法,也更愿意使用鸦片剂;蓖麻是他止痉挛和紧张的常用药剂,他也认为蓖麻是促进消化的药物,他治疗所有的慢性病几乎都会采用蓖麻;他推荐使用驴奶、马奶、羊奶和人奶,使用按摩和踩的方式治疗。

"循环"一词经常被方法论者在他们的医学著作中描述。简单解释一下这个词的意思,他们认为每个循环包括三天,或者是由三个子循环组成,这三个子循环又由三个子循环组成,最终每个循环的功能都会提升,从而产生最好的平衡。再次开始的循环包含一般的食物,治疗手段包括使用一个更辛辣和有刺激性的饮食,使用按摩、沐浴、发红剂和催嚏剂等。循环理论中的呕吐物被分为两类,分类的依据是判别呕吐物是普通食物还是刺激性饮食。

有几个其他的折中学派的医师和外科医生信奉阿雷提乌斯(Aretaeus)的主张或者是他的门徒的主张,但是在此只是提到了他们中主要代表人物的名字,比如卡西乌斯、希罗多德、以弗索的马格纳斯(Magnus)、图拉真的一位著名外科医生赫利奥多罗斯、拉斯(Antyllus)、非格里斯(Philagrias)和亚历山大港的里奥纳德斯(Leonides)。最后提到的三个人物比较著名,然而,是在当时的一个世纪或者两个世纪后。他们都在不同分支治疗领域发表了医学著作,但是我们只能从艾修斯和其他人的摘录文字中了解这些著作。

所有古代的作家中,应该没有谁比帕加玛(古希腊城市)的克劳迪亚斯·盖仑(Claudius Galenus)更有天赋和广博的学识,他出生于艾德里安国王统治时期,而不是向波尔博士所说的西弗洛斯统治时期。在他生活的年代,医学流派还是处在各种思潮相倾的阶段;埃拉西斯特拉图斯(公元前3世纪的一位希腊医师)流派、希波克拉底流派、希罗菲卢斯(古希腊外科医师)和经验学派、方法学派、折中学派和气动学派的虔诚信徒们持有的医学观点有分歧,但是有一点是统一的,那就是把医药转化为一套无聊的把戏或者没有用处的讨论。在这个时代盖仑出现了,然后引导人们回到考虑患者安全的思路上,并且准确地观察患者,就像希波克拉底学派倡导的那样。

这位伟人于公元 132 年(书中有误,实际应为公元 129 年)出生于小亚细亚的帕加蒙玛。在他的著作中,他苦于不得不代表他父亲的观点来写作,他父亲名叫尼科(Vico),是一名建筑师,性格外向,但是他的出生仿佛与他母亲姗蒂柏(Xantippe)不光彩的艳闻有关系。他父亲给了他良好的教育,他自己也对亚里士多德的哲学十分有兴趣。他随后跟柏拉图学派的盖乌斯学习哲学,盖乌斯是禁欲主义者、美食家。在年轻时,他就在方言研究领域有所成就,甚至还出版了关于克律西波斯方言的文集。但是,他自己认为那个成就无足轻重。他认为,要不是他天生赋予的自然主义精神和他对几何学证据的倾向,他会沉浸于古希腊哲学家皮浪(Pyrrho)所提出的怀疑学说而不能自拔。据说是一个梦境让盖仑的父亲决心安排盖仑学习医术。

萨提洛斯是那个时代的一个技术高超的解剖学家,并且是昆图斯(Quintus)的门徒,而且非常出名。斯达托尼斯(Stratonicus)是希波克拉底学派的一位医师,经验主义医派的艾斯克伦(Aeschrion)传授给盖仑有关他们医学体系的原则。在盖仑 21 岁的时候,他父亲去世了。盖仑去士麦那(今称伊兹密尔,土耳其西部一港口城市)去听了纳米苏娜(Numesianus)的门徒珀罗普斯和柏拉图·阿尔昆(Platonist Albinus)的传道。之后他去了科林斯(Corinth),向知名哲学家昆图斯的门徒纳米苏娜求学。他为了增进自己的学识,尤其是增进关于自然历史的知识又去旅行,他先去了利西亚(小亚细亚西南部临地中海一古国名,然后去罗马帝国的一个省)寻找黑灰(沥青的一种),随后又去了巴勒斯坦(西南亚地区名)收集死海的沥青。

亚历山大港在一定程度上可以说是这个时期知识世界的中心。正如前文中提到的那样,对一个医师来说,最好的头衔莫过于提及自己曾经在亚历山大港学习。盖仑因此下定决心也去那里待一段时间来提升自己对于解剖学的认识,对于培养他对解剖学研究的热情,亚历山大港再合适不过了。尽管我们对于赫拉克利努斯(Heraclianus)的生平一无所知,但他是盖仑评价最高的导师之一。盖仑 28 岁的时候返回了自己的家乡,在他家乡的埃斯科拉庇俄斯神庙的牧师和神庙附近的古雅典体育官,会把运动员和摔跤手交给他照顾。

发生在帕加玛的一场暴动使他离开了这个城市,而世界之都(罗马)为希腊医师开出的诱人条件吸引他去了罗马定居,那时他 34 岁。在罗马他获得了极大的医学实践的成功,他对预后的准确判断和对解剖学的深入了解,使他很快在罗马获得了声誉,随后他成了罗马医师膜拜的对象。一些罗马的公爵和哲学家都想请他去做一些关于解剖学的公开演讲,并且他与波伊提乌领事、哲学家欧德摩斯、亚历山大港的达玛斯(Damas)和罗马皇帝塞维鲁(Serverus)交往密切。

盖仑在罗马可能没有广泛开展医疗服务,因为他提到自己每天去看望他在乡下的一位患有眼炎的病人两次。基于他自己的记录显示,不友好的罗马医师给他起了诨号,他决定到布林德去调研一种严重的流行病,之后他回到了希腊。

然而,有些人对于此事的记载显得有些不尊重盖仑,这些人断言他离开那个城市的原因是他没有能力阻止那场使他的得力助手丧生的瘟疫的流行。他 35 岁时走访了帕斯汀和塞普鲁斯岛,以提升自己对自然历史的见识,然后又去了罗马,尽管他很讨厌那些排挤他的同僚。实际上,在盖仑离开罗马一年后,马可·奥勒留(Marcus Aurelius)国王和卢修斯·维鲁斯(Lucius Verus)国王在阿奎莱亚准备与马科曼尼人和日耳曼人展开战争,盖仑应召入伍。在阿奎莱亚,他和这两位国王共处过一段时间,在此期间,一场瘟疫在此处爆发,这场瘟疫夺走了卢修斯·维鲁斯的性命。盖仑被卫士逮捕,然后回到了罗马,在罗马他被任命为新任国王康茂德(Commodus)的御医。

盖仑是哪一年返回故乡已经不得而知,就连他去世的年份也不可考证。从他著作的某一段落中可以确认,在佩蒂纳克斯(Pertinax)和塞普蒂默斯(Septimus)统治期间他仍然在世,塞普蒂默斯是在公元197年登基继承王位的。而且,据《苏达辞书》记载,盖仑活到了70多岁。

当时主流的不同的观点激发了盖仑想去了解各种流派,对于各种知识体系的深入了解也使他了解了每种体系的缺点,同时这也解释了为什么在他自己提出的观点中会有冲突的地方。

尽管盖仑相信愚昧无知的人或严谨的雄辩家会反对希波克拉底的观点,而且这些人的讨论经常明显违背常识,他自己有时候也有一些不正确的观点。他的作品也会使用在各个医学理论学派都广为使用的方法。尽管盖仑称他不希望打文字仗,但是我们的确在他的作品中发现了几处这类文字的记载。盖仑尽量去解释为什么在他的作品中重复出现与其观点相悖的论点是必要的,因为盖仑对于持有这些观点的人没有好感,希望避免重复,但仍然能在他的作品中发现类似的重复。他还试图想要证明自己没有骄傲,他的作品没有别人的帮助,真理和科学的进展是他努力的结果,从这点考虑他从来不把自己的名字放在他的作品中。

经过以上可以论断,他对于自己的功绩自视过高,他甚至曾在他的书中写道"如果是希波克拉底为医学科学的真理开辟了正确的道路,那么盖仑则清除了这条路上的障碍,是他最早为大家展现了治疗疾病的真理,他为医学做出的贡献就如同图拉真为罗马帝国做出的贡献一样。"

接下来,介绍一些盖仑对于各个医疗分支的主要贡献,尤其是对于解剖学发展的贡献。如前文描述的,盖仑在被称为"解剖学摇篮"的亚历山大港学习解剖学。然而，盖仑好像并没有在前人研究的基础上为解剖学增加什么新发现，也没有记载表明他解剖过很多人体，只提到他解剖过大量的猴子和其他动物。他对于自己曾经在亚历山大港观察过两具人的骨骼标本表示非常开心，其中一个头骨源自于一名已经被埋葬的强盗，并且他建议研究骨科学的人去亚历山大港修补这具骨骼标本。盖仑建议解剖那些与人类比较相似的猿类的尸体，这样可以为将来可能有机会解剖人体做好准备。

盖仑由动物解剖观察发现的骨科学理论有明显的错误。他断言，骶骨是由三部分组成的，尾椎骨是由四部分组成的，七个不同的部分构成了胸椎。盖仑在肌肉学研究中有重要的发现。他最早发现了腘肌和颈阔肌，而且认为自己发现且最早准确地描述了跟腱的起源。盖仑的病因学研究并不比希罗菲卢斯和埃拉西斯特拉图斯的研究更完善。举例来说，盖仑认为静脉源于肝脏，动脉源于心脏，实际上动脉和静脉都是源于心脏的。

盖仑的病理学理论对医学领域具有极大的影响，自他之后的 1600年间一直被沿用。他把体液的改变称为"腐化"，也就是说体液不在流动时伴随着高热和蒸发。因此，尿液中出现沉积物被认为是腐化的证据。盖仑认为，每一种发热都是由液体的腐化导致的，这成了发热的原因，因为热和动脉系统参与了发热的过程。所有的发热都是由体液的腐化开始的，一日热或者干热除外，这两种发热是由于特别的元气和精神状态导致的。对于间歇性发热，盖仑把由于疟疾导致的日发热归结于黏液的错乱，间日发热归结于胆汁的错乱，并把四日热归结于黑胆汁的腐化。对于黑胆汁，他认为由于其流动性较差，因而需要更长的时间才会发作。

盖仑把炎症归结于血液中有异物入侵。若是元气伴随着血液运行，炎症就会出现；若是只有血液自己运行，炎症就会消失。元气伴随黏液就会出现水肿，元气伴随胆汁就会出现丹毒样，元气伴随黑胆汁就会出现硬性癌。术语痰样和丹毒样随后被用来表示炎症的不同特征，尽管现在人们对炎症的认知比当时盖仑的认知更加科学了。

盖仑声称自己撷取了前辈最精华的理论，但是他基本上专注于评论希波克拉底的著作，他认为希波克拉底之后的医师有所误解，或者是没有呈现清楚。尽管如此，他好像也接受了四元素学说，并且尽管希波克拉底认为精神和元气的说法不准确，盖仑好像仍是接受了我们在前文提到的气胎学说的元气理论。

盖仑的生平和观点被广泛传播并具有深远的影响，尤其是他的观点深深地影响了后辈医师，直到现在在某些地方仍被奉为圭臬。举例说明对盖仑观点的盲从，有记载称 16 世纪一位叫作马莎丽亚（Massaria）的教授宣称除了盖仑的观点之外，其他医师的观点都不可信。

调和学说首先由希波克拉底提出，盖仑学派将其完善并一直严格遵循，这个学说也是当时比较重要的一个派别。通过这个学说人们认识到病症的治愈是由于自然力推动的，一般医术能辅助这个过程，把变质的部分（导致出现疾病的部分）从人体中分离。

他的理论应用于发热，相当于选择了一个最不恰当的症状。这种理论阻碍了在发热早期全部正确的处理方法的应用，让患者靠自己恢复，并且当上述理论用来解释发热时好的方面也会受到影响，那些病患的痛苦也会被放大。另外，患者使用的食物和药物都是让这种热加强的，所有的护理方式与今天相比较都是不可取的。

这位作家的理论和他们的实践，如今都不再被遵循，而被旧约引用则表明了那个时期的医学科学状态。他的著作《德图坦达－瓦莱托定》（de Tuenda Valetudine）和《德莫拉门蒂斯》（de Temperamentis）提供了一个能说明盖仑持有的观点的例子。前面一本著作是关于他的医学实践，后面一本著作是关于他的假说和有争议的论点的。

生活在公元 3 世纪和 4 世纪的盖仑的直接后继者，最著名的要数旁非里雅的塞得市的马塞勒斯（Marcellus），他以六部格诗的形式写了42本关于医学的著作；萨摩尼克斯·塞伦努斯（Samonicus Serenus）父子、温迪西亚纳斯（Vindicianus）、西奥多罗斯·普里西安努斯（Theodorus Priscianus）和塞克斯图斯·普莱克图斯·巴布亚（Sextus Placitus Papiensis）推荐将兔子的心脏放置在脖子上来治疗四日热，推荐患有疝气的患者食用水煮的刚出生的幼犬来防止疝气再次发作。

这个时代的医学著作的品味都比较差，基本上源自某个僧侣的手笔，这些著作观点的荒谬可以从布尔多的马塞勒斯·恩皮里柯（Marcellus Empiricus）的观点中来例证，他认为若是在右侧眼睑上长了肉瘤，患者应该用其左手的三根手指来触摸它，同时吐唾液，并且说三次下面的话"Nec mula parit, nec lapis lanam fert; nec huic morbo caput crexat, aut si creverit, tabescat"。

在公元开始后最初的几个世纪，通神学对于教授医学的学校有相当大的影响。在公元1世纪广为人们接受的观点是，布道者通过简单的贴合双手或者是涂抹神圣油膏或药膏获得治疗全部疾病的能力。人们相信耶稣的门徒从他们的导师那里获得的能力会传递给每个部落中的长者。因此，传统会将圣彼得和圣马丁惊人的治疗记录展现给我们。

这些背景可能比我们想象的还要复杂，足以说明当时医学进展缓慢的原因。这种环境在公元4世纪扩大到整个罗马帝国。由于上面的原因，医学教育在公立学校基本上被忽视，只有亚历山大港是个例外，在那个时期的亚历山大港公立学校，医学还会被传授。塞浦路斯的芝诺吸引了很多学生的到来并培养了很多优秀的医学人才。

大约在公元4世纪的后期，来自博格玛斯或者萨迪斯的奥利巴希斯（Oribasius）成了朱利安（Julian）国王的御医。在帝王的授意下他从前人留下来的全部著作中提取了精华，他们用一种方法分门别类，并整理成70本著作，但是流传至今只剩下了17本。随后，他从这些著作中选取了最重要的内容,汇编成一本被他自己称为"概要"的书。

在这些汇编医书中,我们徒劳地搜索,却没有发现比历史上的成果更加有价值的新观点,这可能归结于这位编者只是急于知道古代医师的主要观点。然而,不同于这些医书汇编,奥里巴苏斯(Oribaisus)出版了几本他自己完成的著作,这些著作中尽管有新的内容,但是较少,他只是想向他生活的世界展示他自己很专业。

大概在同一时代还有一位医师叫作纳米西苏(Nemesisu),伊莫萨的第一位主教,他写了一本著作名为《自然人类》(*de Natura Humana*)。他的生理学理论为人们所知,他认为精子是在大脑中形成的,形成后随着耳朵后的血管流遍全身,最后在睾丸汇集。在奥利巴西斯和阿米达的艾特斯(Aetius)之间没有值得提及的有贡献的医师,也没有任何一个医学分支有什么重大发现。

亚历山大港的学校仍然教授医学,但是很长一段时间都没有杰出人物。古希腊这个时期也是充斥着基督徒的偏狭和封建活动,放弃了医学研究。雅典的学校曾经如此的著名,也被东方基督教皇的正统思想完全淹没。而且,在鼓励医学的地方,非基督教的讲师会受到教会的烦扰,国王长期减少他们的俸禄,并且要求他们向正统的教派思想妥协。另外一方面,罗马帝国的分裂和北方的巴巴利亚武士的入侵也阻碍了医学的进步。

波斯帝国在这个短暂的时期成为唯一一个医学得以被法律保护并可以向前发展的国度。基督教的一个分支,聂斯托利派,从正统的基督教教义中分离出来,并在美索不达米亚的埃德萨构建自己的教义,在这里他们建立了一所医学院,这里很快培养了大量著名的知识渊博的医学专家,并提出了他们自己的医学理论,埃德萨的斯蒂芬就是这些著名的专家之一。这里的学生来自世界各地,他们可以在公立医院学习有实践价值的医学技巧,这里可能是最早的临床实习的地方。

　　并不是所有的聂斯托利派都生活在埃德萨,有一些人也在邻近的穆罕默德州找到了自己的归宿。他们建立了一个医学院,波斯人和阿拉伯人在这里向这些聂斯托利派的人学习治疗术,来自埃德萨的人和来自雅典的哲学家被东罗马帝国皇帝查士丁尼一世国王逐出了自己的家园,他们通过卡利夫·阿尔佐曼(Caliph Almanzor)建立了巴格达学院。然而,在君士坦丁堡(今称伊斯坦布尔)国王的王庭上却一直可以看见优秀的医师,比如艾特斯和特雷尔斯的亚历山大。

第十五章

16世纪中叶欧洲和东方的医学状况

本书重点介绍医学理论和发展的历史,对于6世纪的那场大瘟疫只是做一个简单的介绍。那场瘟疫的影响不分年龄、生活习惯、季节和气候,据说有一半的人因那场瘟疫丧生,所有的技术因此停滞,医学从这次灾难中得到了发展,但是整体来说还是处在停滞状态,而且也没有什么有价值的防治措施从那场灾难中被流传下来。

大约是在6世纪中叶,生活在美索不达米亚的阿米达的艾特斯声名卓著。和同一时期多数医学实践者一样,他在亚历山大港学医。帕卢斯(Aetius)与奥利巴西苏(Oribasisu)的成长历程相似,也收集了前辈研究的精华。像奥利巴西苏(Oribasisu)一样,他也在医学科学的众多观点中给出了自己的观点,从中可以看出他是一个具有广泛医学实践基础的医师,但是他的观点混合着盲从和迷信。他建议采用戳破患处的疗法治疗水肿,但是这个方法是从他的前辈那里获得的。关于他的烧灼研究,既具有实用价值,又具有潜力,而且是他自己的发现。他对于更多主诉的治疗建议很随意,经常建议多排汗。

艾特斯也引入了很多埃及的医药,而且偏好使用外用药物,他也使用咒语和护身符。在使用某种特定的药膏时,他要求患者大声重复

"May the God of Abraliam，the God of Isaac，and the God of Jacob deign to accord virtues to this medicine"。还有当异物卡在咽喉时，他建议患者在医师扶着他的脖子的时候大声呼喊"Get thee out or descend，the martyr Blaise，servant of Jesus Christ，commands thee"。他最奇怪的药方之一是建议通过性交的方式治疗腹泻和通肠道，而且还有人曾使用过这种治疗方法。

生活在莉迪亚的特雷尔斯的医师亚历山大·特利安（Alexander Trallian）在艾特斯不久后开始出名，亚历山大·特利安在他的著作中提到了艾特斯。这个医师是最古老的作家之一，他的医学实践除了带有一些迷信的偏见，比如使用咒语和护身符外，可能是那个时代最好的方法了。他结合自己的医学实践获得的经验，对比了他的观察和前辈们留下的规则，当他发现错误时，会果断地推翻前人的理论和实践。他的观察也确实符合大部分疾病的特征和应有的治疗方法。

亚历山大好像发现了如何进行医学实践以获得最大利益的窍门。他制定了一条规则，即我们永远不能墨守成规地治疗疾病，要关注患者具体的特殊状况，他到处宣扬盲目开药方会导致系统性错误，医生要关注患者的年龄、身体强弱、基础和生活方式，季节和大气环境的差异，还要特别关注疾病的本质。他是第一个用大黄入药的人。他的医疗实践也体现了那个时代不能避免的一些迷信。

接着，我们来谈一下7世纪初的医学状况。西奥菲勒斯（Theophilus）生活在这个时期，他因卓越的医学天赋而名噪一时，也是最早地完成医学著作的僧侣。他汲取盖仑和鲁弗斯关于人体结构的观点从而编辑成书，这本书成书于他虔诚的口述，以此来证实上帝在人体结构构造方面的智慧。他还出版了另外两本医学著作，一本是关于尿液的，另外一本是关于脉搏的，这两本书都充满了荒谬的言论。他和另外一位学问家雅典的斯蒂芬，对希波克拉底的理论做了一些评论，但是仅限于其医学理论部分。亚历山大港的约翰和拉脱索菲斯特的帕拉（Palladius）可能也生活在公元 7 世纪，但是并没有什么被提及的卓越贡献。

最后一位吸引我们注意力的希腊医师是帕卢斯·伊基塔，他在公元 7 世纪中叶出名，求学于亚历山大港，是一位出色的外科医生和男助产士。他是第一位因为治疗女性疾病和产科而出名的医师，也被一些人认为是第一位男助产士。在医药领域帕卢斯·伊基塔没有太多造诣，但是在外科手术领域他有不同寻常的新贡献。像他的前辈奥利巴西斯和艾特斯一样，他在医学著作领域更多的是编辑别人的著作，而不是原创。

从这个时期之后，希腊医药领域的发展就停滞不前，没有什么著名的医师能提出像我们上文提及的那么出名的医学理论了。然而，有几位医师仍在这段医学史上闪耀着微光。生活于 10 世纪后期的诺努斯（Nonus）完成了一本著作，其中含有艾特斯、亚历山大·特利安和保罗（Paulus）的观点，同时也掺杂着一些他自己的发现。在这本著作首次提及了使用玫瑰蒸馏水作为药方，这个药方曾被勒·克莱（Le Clere）、弗兰德（Friend）和其他人错误地认为是约翰纳斯·阿克托雷斯（Johannes Actuarius）首次使用。然而，第一次发现使用玫瑰水作为香料的内容是在一部关于国王康斯坦丁七世葬礼的著作中，著作中描述了发生在 946 年的一场盛宴，牧师声称使用玫瑰水作为香料。

在这个时期，有几本关于牲畜的疾病治疗的著作。但是西蒙·塞斯（Smion Seth）应该是按照年代顺序归纳人类疾病，他在君士坦丁堡的安提阿古宫殿有自己的办公区域，他著有《这个时期著有医学著作的作者》（*Syntagma de Cibariorum Facultale*），在这本著作中，他主要是抄袭了与他同时代的波西勒斯（Psellus）的著作。这两个人的作品都没有什么重大发现。他提及芦笋已经有了很长的使用历史，并且具有一定的医学特性。他的作品中也首次描述了樟脑，他确信樟脑来自于一种非常大的印度树木，这种树木有点像橡树。

最后值得一提的人是约翰，也就是撒迦利亚的儿子，撒迦利亚的别名是"Actuarius"，这个别名在君士坦丁堡常用在医师身上，但是现在已经不常用了。他的所有著作都是对前人工作的总结，但是他的这些著作被一些实践医师广泛赞美。斯蒂芬认为《医学原理》（*Principes Artis Medicae*）这本书很有价值。这些书包含了对心跳的原始观察，也首次推荐了放血疗法和通便疗法。他也是唯一一个使用温和排泄药物的希腊医师，他使用番泻叶、吗哪、桂皮和油干子，而且这些药物都是专门从阿拉伯人那里引进的。

德莫特利斯·琣帕哥莫恩斯（Demetrius Pepagomenus）是与艾克特利斯（Actuarius）同时代的医师，他遵照国王迈克尔七世的命令写了一本关于痛风的著作。这个简短的文章广受赞誉，人们认为其价值高于同一时期的其他作品。这位作者遵守盖仑的理论体系，但是他的疾病理论相比他的前辈们的作品更加理性和符合现代的医学观点。他提出了这样一个原则，痛风是整个有机体的问题，是由于消化器官功能减弱，还有错误的饮食。从这个角度看，节制饮食可能是唯一的预防痛风发生的选择，但是他补充道，尽管治疗方式简单有效，但是患者们基本上不能完全遵守医嘱。

亚历山大的尼古拉斯，有时也称自己为"Myrepsus"，也生活在这个时代。尽管他也获得了艾克特利斯的头衔，但是他没有留下什么值得提及的成就。

我们可以看出，在君士坦丁堡帝国统治下，科学，尤其是医学科学的进步是处在怎样的一种发展迟滞状态下。那个国家的国王对于他们自己的医师一点儿都不信任。公元14世纪，安德洛尼克三世统治时，他患了脾脏肿瘤，派人接了波斯的阿拉伯医师来为他诊治。

科学在西方停滞发展，却在东方蓬勃发展。我们多次提及亚历山大港在很长一段时间内拥有伟大的医学院校，那里培养了众多的希腊医师,尽管那里没有了丰富的医学典籍的图书馆藏,亚历山大港仍旧是科学中心,阿拉伯人从他们邻居那里获得了大量的知识。

历史上在塔基弗曾有一些人,他们与先知生活在同一时代,也曾在作者兹斯坦的德斯科迪萨波的医学院学习医学,然后在波斯实践医学。直到 7 世纪末期,两位希腊医师萨奥多克斯(Theodocus)和萨奥多慕斯(Theodunus)定居在了伊拉克,然后培养了一批阿拉伯医师。随后,这些阿拉伯医师声名大噪。古希腊的主要古代医学作品被翻译为阿拉伯语,这些译著成为阿拉伯人的医学基础。

直到 8 世纪中叶,伊拉克对于医学还没有太高涨的热情。但是当卡利夫·阿尔佐曼构建了巴格达城之后,医学院的学员名额就在这个阿拉伯国家变得千金难求了。医学院从此建立,医学院的老师们会对学员们进行治疗能力考核。这座城市云集了世界各地的教授和学生,曾经一度多达 6 000 人。卡利夫斯也建造了第一批医院,并制作药方以促进医学的发展。13 世纪,卡利夫斯·莫斯坦瑟(Caliph Mostanser)重新在此建造了医学院校。在此期间,很多犹太人的学校基本上代替了阿拉伯人的学校。莫斯坦瑟为教授们付薪水,修建了一座很大的图书馆,并创办了药学院。

所有的国王中,最著名的要数埃尔默(Almamoun),他因对科学发展做出了贡献而声名卓著。可以这样说,在他统治时期,我们可以追溯到大概是在公元 812 年,希腊医学著作在阿拉伯学校中作为教材使用。直到那个时期,希腊医学著作的翻译还很少。阿尔曼恩(Almamoun)购置了很多很广泛的医学古籍,并把这项工作委派给希腊在阿拉伯的使者来完成。他为了接近里奥(Leo)给他提供了很多吸引人的条件,但是这位哲学家拒绝了这份邀约。

在阿尔曼恩的继任者的领导时期,也有激励科学的传统,在阿拉伯人统治的地方都有医学院校。然而,西班牙人乐于接受穆罕默德国家的统治。阿布达拉曼斯（Abdalrahmans）和阿尔哈科姆（Alhakem）从8世纪到10世纪因科尔多瓦的伊斯兰王权达到顶峰而出名。他们保护科学发展，并且采取怀柔政策，按照一些历史学家的说法，西班牙人若是在基督世界的统治下不会过得如此幸福。

阿尔哈科姆在哥多华建立了一所院校，其在几个世纪中都是世界上声名卓著的一所学校。在10世纪他就有了224 000本藏书。塞维利亚、托莱多、萨拉戈萨、穆尔西亚以及科英布拉也有学校，在被阿拉伯人统治结束前也都享有盛誉，但是都不及哥多华的学校著名。阿拉伯人继续统治西班牙，那里的医学就在持续地发展，以至于在12世纪有70座图书馆出现在西班牙的哥多华，这要归功于摩尔人。哥多华产生了150位医学作家，阿尔曼尼科产生了52位，而穆尔西亚产生了62位。

鼓励科学的发展同时产生了一些医学著作，主要的作者可以按照年代顺序来介绍，当然了，解剖学是被禁止的。托德里尼（Toderini）记载教条对于科学有阻碍，当他问解剖尸体是否被教法权威允许时，他获得的答案是，问这个问题本身就违反教义。所以阿拉伯人的解剖学知识完全照抄了希腊人的作品，尤其是盖仑的作品。然而，当他们从墓葬中获得人的骨骼时，他们也研究解剖学。那个时期一位著名的阿拉伯医师阿布多拉蒂夫（Abdollatif）记载，在一次偶然中他获得了来自墓葬地的一些骨骼，他发现下颚是由一块骨头构成的，骶骨有时由多块骨骼构成，有时仅有一块。这些发现是他用来反驳盖仑的由"一块骨头构成"的言论的。

化学和药学成为医学的分支，应该主要归功于阿拉伯人，有的医学现代名词也来自于阿拉伯人，比如酒精、泻药、含药糖浆、挥发油、樟脑、牛黄和一些其他词汇。而且在8世纪，美索不达米亚的格伯（Geber）制造了强腐蚀性的红色化学物质，硝酸、硝酸一氯酸、硝酸银等。

德斯科迪萨波医学院的院长向政府提议对制药配方要有严格规定，他在9世纪后期出版了上述规定，这个应该是我们已知的最早的药典。

这部药典随后被临时政府允许出版,意图保证药品配方不能被独占,且药品也不能售价过高。

然而,阿拉伯医师的医学实践多数比较粗糙和迷信。个人疾病甚至是重大疾病,都可以通过尿液或者观星术来发现。他们治疗疾病时很少进行仔细地观察,多是恪守荒谬的理论和他们奉为圭臬的地方哲学观点。令人难以置信的是,他们的发展史就是口口相传或者靠前人的记录相传,而不去做任何关于方法准确性的调查。阿拉伯人也进行手术,但是对于手术学发展的贡献甚微,这个主要是由于教义的偏见——女性的生殖器官在任何情况下都绝不允许暴露在男士面前,结石术永远都只能由女性操作。

阿拉伯人最早的医学著作是一位叫作阿伦·阿兰(Aaron Ahran)的亚历山大港的牧师写的。阿伦和帕尔苏·阿吉妮塔(Paulsu Aegineta)是同时代的人,有人记载阿伦生活在公元 630 年。他的著作被命名为《医学总则》(*Pandects of Medicine*),由 30 本书构成,在希腊出版,随后被一位犹太人翻译。时至今日,这本书已经失传,但是我们从拉兹(Rhazes)的著作中可以了解其中的片段。阿伦是第一位对天花有浓厚兴趣的医师,他对天花进行了首次描述,与他同时代的帕尔苏·阿吉妮塔则没有关注天花。

阿伦之后的作家是扎哈·阿伯恩·马萨威(Jahiah Ebn Masawaih),他经常称自己为梅苏(Mesue)。他领取哈尔恩·艾尔·拉斯撒王廷的津贴,教授阿拉伯人医学,他大概生活在公元 845 年。他所有的著作我们都不太了解,只能从拉兹的作品中窥探一些。扎哈的学生侯内恩(Hhonain)因为阿拉伯人翻译了希腊的医学著作而比马萨威更加出名。他记载了文明社会颁发的第一批学位,不仅把希波克拉底和盖伦的作品翻译到了阿拉伯世界,也翻译了普林尼、阿佛洛迪西亚的亚历山大、泼勒米(Ptolemy)和帕洛斯·安捷塔(Paulus Aegineta)的著作。扎哈给阿拉伯世界带来了亚里士多德的关于植物学的作品,他也是一位著名的哲学医师。他的两个儿子,伊扎克·阿伯恩·侯内恩(Izhac Ebn Hhonain)和大卫·阿伯恩·侯内恩(David Ebn Hhonian)也是著名的翻译家。大卫写了一些关于医学的观察,这些手稿至今仍有参考意义。伊扎克的著作常常被后世的作家引用,但是他的观察没有太多的价值。

扎哈·埃博恩·萨拉宾(Jahiah Ebn Serapion)也被称为萨拉宾(Serapion),生活在9世纪初期。他的著作多数是综述别人的观察。谢拉皮翁最先描述了一类疹子,他称为埃克拉(echra),随后被称为埃森(essera),还记载了一类常见的脖子上的慢性疹子。

这个时代最杰出的人物在医学文献中常被称为"拉兹"。他一共出版了12部关于化学和医学的书籍。据说,他在很年轻的时候就失明了,并且有人断言他是因为白内障失明的,因为给他做手术的医师不知道是什么覆盖了他的双眼导致了他失明。他在公元923年去世。

拉兹最著名的两本作品是写给科拉西尼国王曼索(Mansor)的《肯迪恩特》(Continent)和由10本书构成的《阿尔曼尊》(Almanzor)。有一些作家断言,《阿尔曼尊》这本书不是由拉兹完成的,但是也有很多人提出了可靠的证据表明是他完成的。最让拉兹声名大噪的是他关于天花和麻疹的论述,涵盖了所有古代作者关于这两种疾病有价值的记载,而且对麻疹进行了首次论述。在拉兹使用的新的治病药方中,我们发现了雄黄、硫和砷构成的一种化合物、硫酸铜和硫酸铁和硼砂等,这些都在19世纪被广泛使用。

有位著名的阿拉伯医师的生平和医学作品在公元10世纪之后很有名,出现了一位叫作阿里·阿巴斯(Ali Abbas,公元994年)的医师,也可能是叫作阿里,是阿巴斯的儿子,他被称为"魔术师",他写有一本叫作《医药全书》(the whole Book of Medicine)的著作。他唯一值得提及的是他关于饮食的实用指导,这些指导对他生活的那个年代来说是非常有价值的。在医学观点和疾病治疗方面,他的做法和前辈们有所区别,但是大体相同。

这个世纪还出现了一位叫作艾尔·伊鲁桑·阿伯·阿里·本·阿布拉达·埃博恩·希那(Al IIussain Abou Ali Ben Abdallah Ebn Sina)的人,也被称为"医师国王",在亚里士多德和盖伦后很难找到一位像他这样长期统治科学王国的医师了。他广为人知的名字是阿维森纳(978—1036),出生在科拉桑的布哈拉(Bokhara),是本书最后提及的一位阿拉伯医学作家,他的继任者生于西班牙,在西班牙的萨拉西恩斯有所影响,但是在东西方之间的交流沟通似乎很少。

阿维森纳的医学理论几乎被严格地遵守了近 600 年,毫无疑问他很聪明,但他从未因为自己过人的天赋而盛气凌人。在诸多前辈的帮助下,产生一部伟大的作品不会太难,他把自己的作品命名为《教规》(Canon)。尽管阿维森纳具有广泛的影响力,并且他的《教规》也是他在每个大学的演讲的基础,但是这仅仅是一部编辑作品,他的作品主要是收集来自前辈们的研究成果。

12 世纪有一位著名的西班牙医师,或者更准确地说是一位外科医生,他便是出生于科多瓦附近的扎赫拉,而且他为人所知的名字是阿尔布卡西西(Albucasisi),阿尔布卡西斯(Abulcaisis)或者是阿尔扎哈利威尔斯(Alzaharavius),尤其是第一个最出名。据说他于公元 1122 年去世,曾写过一本关于手术的著作,也是那个年代最著名的作品。他在这本著作中首次提到了一位妇女的膀胱结石手术,这个手术是由妇女来完成,我们之前提到过,外科医生是不能为异性进行手术治疗的。

然而,在所有的阿拉伯医师中,阿比达尔·玛勒克·阿布·莫死·埃博恩·佐尔(Abdel Malek Abou Merwan Ebn Zohr)更广为认知的名字是阿文祖尔,他是一个土生土长的安达鲁西亚的塞维利亚人,公元 1169 年首次描述了胸膜炎和心膜炎,还有心膜炎导致的水肿和脓肿。

阿沃尔赫斯（Averrhoes）也是 13 世纪早期一位著名的西班牙医师，但是他的哲学造诣比医学贡献更加出众。他大约于公元 1206 年去世。

最值得提及的应该是埃博恩·贝萨斯（Ebn Beithas），一位著名的植物学家和医师，他出生于马拉加，出版过一些关于医疗器械和兽医学的作品。他也是最后一位值得提及的作家，因为阿拉伯国家在医药领域的快速进展在此中断了。

在东部帝国，人们对于科学的重视比西边和摩洛哥王国消失得更快。在西班牙，13 世纪之后便不再推崇科学。那个时期的医师没有必要再被提及。西班牙的基督信徒征服者们摩尔人的殖民地的管理越来越严格，要求他们除了一致对敌之外不要做任何事，直到 15 世纪费迪南完全驱除了这些统治者才恢复正常。

若是我们看一眼萨拉逊人的医学发展，我们就会发现他们一直保有希腊人传入的医学知识，而在医疗器械的使用和独立的医学的发现是他们对医学科学的贡献。解剖学，尤其是在一些希腊人留下来的书中仍然存在。医学理论被保留了下来，但是他们对于医学理论没有什么贡献。至于手术，他们除了阿布尔卡西斯之外没有这方面的专家，简单来说，化学和医疗器械是唯一在这里有进展的两个医学分支。同时由摩尔人统治的地方医学有所进展，尤其是在西班牙，被西方基督教徒占领的那些地方的医学进展可以忽略。

第十六章

中世纪医学在欧洲的发展状况

6世纪以后,西方的僧侣对医学的实践就像是他们唱诗班的工作一样寻常,而且被称为神圣的工作。然而,因为无知和偏见,医学进展缓慢,而且他们拒绝深入思考病理,或者说是他们认为是所谓的异教理论。他们忽视对科学的学习,从不去调查产生现象的本质,也不思考他们使用的最基本的配方是否合适,仅仅用一些泗洪祷告、宗教仪式、圣水和其他罗马教堂的一些仪式。其实,他们不配被称为医师,就像施普林格尔观察到的那样,他们更像是受人尊重的虔诚又狂热的护士。详细描述僧侣们在中世纪通过他们的宗教信条来进行全部疾病的治疗过程是不可能的。

9世纪因不正确的治疗方法导致的死亡的案例有很多,比如埃格伯特(Egbert)的妻子圣·伊达(St. Ida),托尔斯(Tours)的圣·马丁(St. Martin),还有豪格斯塔德的主教约翰;还有使用在任何病痛下都可以使用的本韦托的圣·达斯达特(St. Deusdedit)的骨灰进行祈祷;圣·丹妮斯的女修道院对博珀·史蒂芬(Pope Stephen)三世的治疗,由信徒圣·彼特(St. Peter)和圣·保罗(St. Paul)代替;还有一些国王,比如圣·盖伊(St. Guy)对奥索大帝的治疗等,这些仅仅是可以证实那个黑暗年代治疗方式如何迷信和狂热的例子。

然而在 7 世纪和 8 世纪，僧侣们的治疗方法中含有一部分从东方传过来的医学科学。有一些传教士被送到英国波珀·格里格雷一世（Peop Gregory）创建的学校去学习医药知识。这个时期有一些英国的神职人员因他们广博的知识而著名，尤其是希尔多（Theodore）、坎通波利（Canterbury）的主教（公元 671 年），还有格罗布（Colomb）和艾利基恩斯（Erigenes）的主教。按照比德（Bede）的记载，高级教士们亲自给行医的僧侣们一些实用的建议，因为他们禁止在每个月的第一周流血。罗萨的主教托比尔斯（Tobias）也在学习这种治疗的方法。

这些由神职人员创办的学校常有陌生人拜访，比如英国人，在查理曼大帝统治期间点亮了法国和德国的科学之光。查理曼大帝欢迎其他国家的人们来他的国家学习科学，是因为他采纳了一个叫作阿雷宁（Alenin）的英国学者的建议，这位英国学者正是这位帝王在哲学、方言、观星术和建筑学方面的老师，还和奥尔良的主教希尔多一起创办了教会和修道院的学校。阿雷宁在查理曼大帝的王廷上建立了一个学习型的团体，这个团体基本上由英国人组成，期间大家一起讨论学习知识，还修建了国王支持的图书馆。这个团体中也有人专注于研究医学。

在查理曼大帝构建的学院里，莱昂斯（Lyons）、麦兹（Metz）、菲尔达（Falda）、荷尔朝（Hirschau）、理查曼（Reichman）和奥斯纳堡（Osnaburg）最为著名。在这些学校里，主要传授语法、音乐、方言、修辞、几何和天文学知识。这些是他们仅有的学习的学科，但是在公元 805 年，国王宣布在这些修道院学校里加入医学和其他科学，一起教授，尽管这位国王并不懂医学，也不是特别尊重医师。

在那以后，很多教会学校以物理学的名义教授医学，也就是在这之后"Physician"一词才正式被用于指代研究治疗术的人。然而，这些医师在他们生活的野蛮时代好像也没有什么值得称道的成就，通过西多里克

(Theodoric)大帝颁布的截至11世纪都被遵守的法律我们就能知道,他们没有成就并不意外。"没有亲属或者家人的陪伴,不允许医师对一个贵族女人或者女孩进行手术,若是违背这条立法需要罚款5苏尔(货币单位)。"医师被叫去给病人治病时,他必须保证马上治好病人,病人家属才会同意支付诊疗费用,一旦病人死去他将一无所获。治好白内障可以获得5苏尔(货币单位)。若是一位医师伤害了一个贵族他会被处罚100苏尔(货币单位),若是这位贵族因他的手术而死去,这位医生就会被贵族的家人带去随意处置;若是他的治疗导致一个奴隶病情加重或者死亡,他需要赔偿一个奴隶。当医师带徒弟做手术时,这位徒弟需要给医生12苏尔作为学徒酬劳。

神职人员行医是被教会所歧视的,在12世纪和13世纪有很多法令禁止高级神职人员,比如领班神父和高级教士行医,并声称违反这条规定的神职人员会被驱除出教会。然而,低阶的神职人员,比如主持牧师和副住持牧师,还有僧侣们,仍然可以行医和研究医学,但是禁止进行任何手术,尤其禁止堕胎术和截肢手术。

1131年,这些法律首先在兰斯的立法院订立,1162年在蒙彼利埃会确认,1163年托尔斯立法,1212年巴黎立法,1139年和1215年拉特兰立法。这部法律在1220年、1247年和1298年再次进行更加严格的修订。屡次修订法令说明一直有人触犯法律,也说明神职人员行医会有很多障碍。在意大利的塞勒姆(现在称为塞尔诺)有一个非教会医学院,这所院校在11世纪和12世纪非常著名,最著名的医师是希德格(Thieddeg),他是普拉格的一位神职人员,在考贝学习医学,并在1017年声誉卓著。他也是波西米亚国王波勒斯拉斯(Boleslas)的医师。圣·丹尼斯的神父胡古斯(Hugues)的医师也生活在这个世纪,他是法国国王的医师;赛恩斯的神父迪东(Didon),埃博恩利的神父希格尔德(Sigould);迪炯的神父珍·德·拉文(Jean de Ravenne),本文恩托的主教米隆(Milon),帕斯卡拉的神父多米尼克（Dominico）和意大利发法修道院的僧侣坎姆珀（Campo）还有其他一些神职人员在 9～11 世纪因其卓越的治疗术而出名。

然而，在 11 世纪后的英国，神职人员行医和研究医学流行了很长一段时间。在温彻斯特圣西森斯教堂的牧师每天给沙夫特斯波利的托马斯（Thomas）两个盘子，里面有面包、饮料、礼服和一个足够大的盒子，有人说托马斯给了他们 50 马克（货币单位），并且对他们表达感激。在 13 世纪末期，盖伊（Guy）的诗句中记载了一个僧侣治愈了一个骑士的事情：

> "有一位神医了解了他的疾病，
>
> 并成功地治好了他。"

15 世纪晚期，科克斯特的主教约翰·阿伦德尔（John Arundale），是亨利五世国王的第一位医师。约翰在国王生病时请临近城市的修道院院长威廉·德·沃德斯托克（William de Wodestoke）为他诊治病症，除此之外，还有很多类似的例子。1452 年，巴黎大学的医师仍然禁止结婚，早些时候，在这所大学想要拿到医学博士，学生们要发誓不结婚。

修女们学习医学就和唱诗班一样平常。所以在 12 世纪晚期，埃博拉德（Abelard）允许帕里克雷斯修道院的修女们进行手术。最著名的修女是希尔德加德（Hildegarde，1098—1180），在宾根附近的拉博斯博格的修女阿比斯（Abbess），她的事迹使她被人们尊敬。她的影响至今犹存，高阶的神职人员都会向她求教疗病方法。她发现了很多医用原料，肯定不是从前人那里获得的，因为前人的医用原料具有一定的封建烙印。比如她建议将常见的蕨类植物用于止痒，将苍蝇灰用于各种皮肤感染，将片姜黄用于治疗流涎症和头痛，使用薄荷水治疗哮喘等。

当时委员会颁布了一部禁止人们改变宗教信仰的法律。这部法律有利于研究解剖学并消除对解剖学的偏见和歧视。这部法律规定死于孕期和分娩期的女性尸体应该被解剖，以保证婴儿的存活。

本迪克汀的僧侣们更加重视医学,并且在那不勒斯王国建立了两个有名望的学校,一个在蒙特卡西诺,另一个在塞勒姆,这时医学进入了一个更好的发展时期。前者在 11 世纪很有名气,以至于亨利二世国王曾去巴伐利亚州进行结石术治疗。在 11 世纪,这所学校也因为来自非洲的康斯坦丁(Constantine)的加入而更加出名。这个医师生在非洲,但是他渴望到巴格达学院去游学,曾去过印度和埃及,他的一生中有 39 年是在旅途中度过的。他回到自己的祖国后被当成一名男巫师,差点因此而丧命。他在塞勒姆找到了栖息地,并且成为阿布利亚的杜克的罗博·古斯卡杜(Rober Guischardu)的秘书,但是他很快厌倦了宫廷的争斗,退休去了蒙特卡西诺修道院,在那里他把余生贡献给了医学作品的翻译工作。据说,这些翻译的可信度不高,并且写作方式很粗犷。他的原作已经失传,但是可以从塞拉恩斯(Saracens)的作品中窥探一二。

自那珀斯统治时期,本迪克汀就建立了修道院。相比于其他修道院,8 世纪时塞勒姆修道院在治疗术方面就已经声名卓著。它处在一个对于健康非常有好处的环境中。第一次有人来塞勒姆求医大概是在公元 984 年,在那个时期,阿达尔波隆、维纶纳的主教去那个城市旅行,但是并没有达到他预期的目的。这个时期他们只是通过祈祷来为病人治疗,但是从 11 世纪开始,那里的僧侣就开始用科学的方法来为病人治疗。他们研究翻译过来的医学著作,因此和其他修道院相比他们更加出色地完成了治疗。

然而,十字军给予塞勒姆西方第一医学院的殊荣。那里的自然条件很好,因此也吸引了很多人前来。但是并不是像有些人说的那样,是十字军将东方的医学带到了这里,因为这些十字军对于阿拉伯世界的科学一无所知。在这些十字军的迷信意识里,奥索国王领导的军队在日食出现后全部散开的现象被认为是一个奇迹。他们认为这是世界末日到来的征兆,当然现在看这个现象就太小儿科了。每一个天文现象都会引发令人难以置信的恐慌。医师们不仅从那里学来了占星术，还学习了一些医学科学。

就是混合着占星术和含着药物的通神学，爱德华（Edward）的十字军认为自己具有通过简单触碰或者说句咒语就能治病的能力。在爱德华事件后，法国的国王们都认为自己是通过类似的技巧治愈了淋巴和甲状腺肿等，前者因此被称为过往的邪病。这种治疗方法被称为是法国和英国君主才有的至高无上的治疗方法。但是历史上并不认同，因为这些没有在卡丹迪那维亚被广泛地应用，并且被认为是来自杜里斯（Druides）治疗疾病的巫术实践。法国国王使用的咒语是"Le Roite touche, Dieu te guerisse"。

在12世纪的第一个年头，十字军威廉（William）的儿子英格兰王子罗伯特，在塞勒姆登陆以求治疗手臂上被庸医治坏的伤口，也许是这次偶然的机会让塞勒姆的医师在米兰的约翰（John）（公元1100年）的领导下著有了诗文。

在那个时间广泛流传的饮食格言流传至今，使我们对那个时间的医学有所认识，但是更像是已经提及的埃扎的饮食格言。其中一个关于饮食的格言可以给我们一些关于那个时期写作模式的认识，词句如下：

"好好照顾秋天的果实，这将是你的悲伤。"[1]

另外一则格言是，吃猪肉后喝葡萄酒以促进消化：

"你在喝葡萄酒；

你是我的朋友，也是我的医生。"[2]

那个时期塞勒姆医学院的医师主任是盖里潘特斯（Gariopuntus），

---

[1]亚历山大·克罗克先生编辑的《健康配方全书》牛津出版社，1830年，第103页，第56行。

[2]艾比德，第106页，第73、74行。

他大约生活在 11 世纪中期,库冯(Cophon)和尼古拉斯·派珀希多斯 (Nicolas Praepositus)生活在 12 世纪上半叶,还有罗缪多斯 (Romualdus)、坎格德斯(Aegidius)、艾洛斯〔Eros,或者叫特图拉 (Trotula)〕和罗杰(Roger)。在 12 世纪塞勒姆学校获得了弗雷德里克 (Frederic)二世的青睐,获得了那个时期少有的殊荣。这位国王拥有大量的藏书和丰富的科学知识,创办了那不勒斯大学和墨西拿大学,并且给那里的大学教授固定的薪酬,激励博洛尼亚大学进步。英格兰的国王、法国的国王,还有教皇们纷纷向弗雷德里克学习,构建了一些学习组织并开展公众教育,参与的人会获得酬劳。在巴黎和蒙特利尔的院校更改为大学,有很多学生被吸引来学习医学。正是在这个时期,医师被授予了学士学位、执照和硕士学位。如前文所述,学位制由聂斯托利派和犹太人首创,这个制度流传到了阿拉伯统治时期的西班牙,塞勒姆的学校把这个制度传入了西方的基督世界。教授们也只有在 12 世纪才被称为"博士",这个头衔随后被硕士取代,并最终代替了博士头衔。

塞勒姆医学院的传统和学术风格,是基于盖仑的著作来研究解剖学,或者通过猪和狗等动物的解剖来研究解剖学的。

第十七章

13～14 世纪医学的发展状况

医学教育在法国的圣路易斯统治时期取得了重大进步。在这位国王统治时期，外科从医学中单独分离，受到国王的知己，外科医生让·皮塔德（Jean Pitard）的影响，这个人极具天赋。在他出现之前，外科学一直在医学院中教授，但是没有什么特别的地方。米兰的弗兰格（Lanfrang）是一位医师，后来人们称他为外科医师，在 1925 年他被迫离开了自己的国家来到了法国巴黎，在巴黎他教授的外科学为他赢得了极大的荣誉。

之后的几年里，外科学在意大利取得了很大的成就。帕尔马的罗杰最后定居在蒙彼利埃，并成为那里的大学校长，他首次为人所知是给艾尔布卡斯（Albucasis）做的手术，他的学生帕尔马的罗兰德（Roland）也是博洛尼亚的教授，因完善了手术学中的病理学而获得声誉。这所院校技艺最精湛的医生是西亚的桂兰·德·萨利塞特（Guillaume De Salicet），是那个时期的一位病理学家，也是兰福林（Lanfrane）的导师。无论是知识储备还是想象力，后者都超越了他的前辈。萨利赛特出版了他的著作《伟大的外科学》（*Grande Chirurgie*），这本书后来成了他们学校的教材，直到 14 世纪末期盖伊·德·考莱斯（guy De Chauliace）的著作代替这本书成为新的教材。在那时，大城市里的大学鼓励学生学习医学，因为大学一般都是直属国王的。

14 世纪的欧洲医学经历了一个最重要的变革,使医学有了随后的成就。直到这个时期,解剖学还在沿用很早之前人们的研究成果,还是一门推测科学。基本上任何一个教义都禁止人们解剖尸体。在希罗菲卢斯和他的继任者埃拉西斯特拉图斯之后,若是想要研究实用解剖学,他们只能去解剖动物,所以他们获取的信息并不准确,因为人体和动物的组织结构还是有很大差别的。解剖学课程包括一些尸体的术语,依照盖仑著作的描述,若是需要做一些实践,狗和猪会被选为研究对象。但是在 1315 年,博洛尼亚的解剖学教授蒙蒂尼·德·鲁兹(Mondini De Luzzi)首次在他的学生面前解剖了一具人的尸体,并且随后根据人体的特性对不同的器官做了准确的描述。这次解剖和预想的一样不是很完美,但是却在未来的两个世纪被视作经典。

蒙蒂尼的这个大胆和成功的试验被其他人效仿,随后很多大学都开设了这门课程,每年会有几次让学员们观看解剖人体的过程。然而,之前的人体解剖都是让剃头匠用他的剃刀进行的,显然他们的技巧不熟练。然后主持教授就会对照蒙蒂尼的论文给他的听众们描述对应的器官。

在蒙蒂尼之后,陆续出现了尼古拉斯·比库奇(Nicolas Betrucci)、彼得·德·拉·克拉塔(Peter de la Cerlata)和更广为人知的阿尔杰拉托(Argelata),他们都是博洛尼亚的教授。亨利·德·赫萌德利尔(Henry De Hermondaville)在巴黎教书,除此之外,还有一些在这个领域有建树的医师。

这个时期,解剖学对医学发展的贡献微乎其微。解剖学发展的一个主要阻碍就是占星术的盛行和阿拉伯人的医学观点,尤其是阿沃尔赫斯(Averrhoes)的观点作为主流观点。

这其中最积极的医学理论宣传者是那些被霍尔勒(Haller)称为阿拉

伯学者的医师,他是维拉·诺瓦的阿诺德(Arnold),巴塞罗那的一位教授,一位颇具天赋的人,但是这个人在化学领域比医学有更深的造诣,他发明了让我们受益的染色技术。他的占星术习自著名的雷蒙德·卢利(Raymond Lully)。

彼得·朱利安(Peter Julian)是教皇约翰二十世(Pope John)的西班牙国王,他也是几部著作的作者,无论是生理学理论,还是医学实践都与许多作家的观点一致,但是最著名的是学者伯纳德德戈登(Bernard De Gordon),有些学者断言他出生于苏格兰。虽然他在14世纪早期是蒙彼利埃的教授,他的医学实践被称为《百合医师》(*Lilium Medicinae*),有一些药方至今仍在沿用。

在这个世纪末期有一位盖伊·德·考里克(Guy De Chauliac)的医生,尽管他从未成为教授,但他关于解剖学的论文一直是欧洲教授解剖学的教材,直到安布罗斯·帕雷(Ambrose Pare)出版了关于解剖学的著作后才被取代。

在那不勒斯发生的反对弗雷德里克二世的儿子康拉德(Conrad)四世国王的暴动使得国王极为愤怒,以至于他在1252年对纳珀(Naple)颁布了一个很严格的命令,为了让塞勒姆大学成为一个著名的综合性大学,所有知名大学教授都要去那里任教,但是他的计划没有成功。1254年,他突然去世,而且塞勒姆有了一个小型的医学院,在14世纪中叶已经不再著名。关于重组医学院的法令在1365年得到了珍妮王后的证实,但是那所学校在14世纪后就无法与博洛尼亚和巴黎的学校相提并论了,而且再难恢复名誉。彼特拉克(Petrarch)的文字表明,在他生活的时代那个学校已经完全失去了声誉。

第十八章

15 世纪医学的发展状况

15 世纪的医学有所进步,但是进步不大。如前文所述,伪科学成为了大多数学校医学发展的阻碍。因此,一位佛罗伦萨医师玛塞勒斯·非西斯(Marcellus Ficinus)名噪一时,他把一些关于卫生学的明智的格言和一些荒谬的占星术理论结合在一起得出,人的精神本性与太空是一致的,这个按照神智学的理论与星星的移动相对应,他还得出若是我们能让天空移动,我们就能长寿。按照他的理论,炼金术也许可以使星星移动。他认为在水星和木星相连时准备的药物有特别的功效。那个时候的公立学校,有很多这样荒谬的言论,但是很少有人能阻止这类荒谬言论的传播。

传播荒谬言论的这些人中的代表人物是格尔森(Gerson)校长和皮克·德·拉·米兰德尔(Pic De La Mirandole)学者。格尔森校长支持一切关于星象的封建活动,还是一部相关作品的作者,在这部著作中有许多通神学的观点。巴黎大学的教师们后来集体反对这些荒谬的观点,并称这些观点是邪恶和危险的。

在 15 世纪,对医学科学发展有贡献的医师当属巴萨勒莫·蒙塔格纳(Bartholomew Montagnana)(公元 1460 年)。他是帕多瓦的教授,修习解剖学，并且一共解剖过14具尸体，这在那个年代是了不起的成就。

迈克尔·萨沃纳罗拉（Michael Savonarola）是弗雷拉大学的教授，也是那个年代的学者中值得一提的一位，不仅仅是因为他发现了几个对于医学实践非常重要的点，还因为他向阿沃尔赫斯（Averrhoes）错误的观点宣战，和那个年代充斥在学校中错误的哲学观点斗争。

在这个世纪，出现了一些关于医用原料和药品的著作，其中的代表人物萨拉丁（Saladin），是那不勒斯的医师。然而，手术还是由理发师来完成的，这些手术执行人既不会读，也不会写。在那个年代，欧洲会做手术的人非常少，若是需要眼科医生就必须要到亚洲去寻找，至少在亚洲可以找到手比较灵巧的医师。

匈牙利的国王马修·科文（Matthew Corvin）在一次战斗中受伤了，但是找不到外科医师帮助他治疗，他向欧洲悬赏，承诺谁能治好他，就会给这个人名誉和财富。一个叫作汉斯·德·德肯伯格（Hans De Dockenbourg）的阿尔萨斯人成功地治愈了这位国王，并得到了国王承诺的赏赐。

里奥那德·伯特帕格里拉（Leonard Bertpaglia）是帕多瓦的一位外科学教授，他对阿维森纳（Avicenna）的第四本著作发表了一个评论，他在评论里把理发师从外科手中剥离。他的手术理论充满了荒谬的言论。

15世纪出现了鼻子置换术，可以治疗因意外或者疾病而失去鼻子的患者。几位意大利人文森特·维尔诺（Vincent Vianeo）、布朗尔（Branca）和保佳尼（Bojani）是首先考虑尝试鼻子置换术的人。他们从手臂上切下来一块新鲜的皮肉，把这些皮肉放置在肋骨，使之长成鼻子的形状，然后把这块皮肉贴在鼻子的位置，使手臂一直和鼻子相连，等到鼻子长好后再将手臂与之分离。这个手术与我们今天进行的相比有所不同，今天的手术是经过塔格利尔格兹（Tagliacozzi）改进过的。

巴斯尔·瓦兰丁（Basil Valentine）是一位15世纪的德国僧侣，他引领了一些关于锑作为药物的代谢试验,确切地说,他非常对不起他的僧侣同袍们,他们基本上都被这个药物伤害了,这可能也是这个名字的由来吧。巴斯尔·瓦兰丁(Basil Valentine)是发现不稳定的碱并将其从氨树胶中分离出来的人,也是第一个使用矿物质酸作为溶剂和发现酒精可以生成酯的人,好像还是第一个认识到硫酸铁药性的人。

15世纪末期的亚历山大·本尼迪(Alexander benedetti)是帕多瓦的教授,他为意大利的解剖学和手术学的进步立下了汗马功劳。在这个时期也发生了一件大事,为下个世纪医学的大发展奠定了基础,其中最重要的人就是埃曼尔·帕拉罗格斯(Emmanuel Palaeologus)国王的东方帝国驻意大利的大使埃曼尔·克里苏尔(Emmanuel Chrysolore)。这位统治者派大使前来是为了向基督教国王求教如何应对教徒对他统治的威胁。由于谈判进展得不是很顺利,没有达到国王的预期,这位大使在此居住了很长一段时间,克里苏尔在他居住在威尼斯期间公开讲授在罗马帝国灭亡后的拜占庭已经广为流传的各种知识。

克里苏尔主要用希腊语进行讲座,这样可以更好地解释古希腊作家的著作存在的问题,因为这些古希腊著作被翻译为阿拉伯语之后不能准确表达原著的含义,甚至可能是错误的。这位希腊大使有一些热情聪慧的门徒,他的讲座在意大利的几个城市巡回举办,其门徒将其讲座的材料传遍了欧洲。柏拉图和亚里士多德的著作被传播,同时勘正了由阿拉伯人插入的错误见解。这些讲座和这些简介促进了欧洲的文明化进程。

在这个灰暗的15世纪和随后的16世纪,希腊人仍然保留着先辈的真知,并培养了一批不能被忽视的医师。随后,战争的号角被狂热分子从罗马帝国的东部吹响。1430年,土耳其国王埃穆雷特(Amurat)迅速占领了帕撒罗尼迦,具有相当学识的西奥多·加沙(Theodore Gaza)带着他的一些珍藏逃亡到意大利。后来,君士坦丁堡被占领,拜占庭人的帝国彻底覆灭,很多人都效仿西奥多·加沙逃往意大利。逃往意大利的人们受到了洛伦佐·迪奇(Lorenzo di Medicis)的热烈欢迎,因此珍贵的手稿得以幸存,希腊的诗歌、历史、哲学和医学得以留存。

15世纪,人类的思想被几次重大事件唤醒。印刷技术的发明对于知识的传播具有重要意义。科隆和德伽马发现了印度并取得了和印度的联系,使医用物品得以补充。1482年德国首先诊断了坏血病,同一时间在意大利,安格利坎纳斯(Anglicanus)发现了汗、梅毒和相关性病,同时阻止和减缓这类疾病的流行。

第十九章

16 世纪医学的发展状况

　　16 世纪的学者们因为会讲希腊语得到很多便捷条件,譬如能读懂希波克拉底和其他先贤的原著,并能传授给他们的学生。15 世纪晚期,威尼斯的尼古拉斯雷奥宁(Nicolas Leonicenus),是帕多瓦和费拉拉的教授,他在这两个地方做教授近 60 年,毕生致力于希波克拉底的医学观点传播。他把医学之父的著作翻译成拉丁文并在他的课堂上讲解。然而,莱昂纳斯·努斯(Leonice Nus)没有把自己限制在希波克拉底的学说里,他公正地评价阿拉伯人进步的医学实践和理论,并且提升了医学科学的水平,使这些观点从意大利传播到法国。

　　在莱昂纳斯·努斯之后,有声望的医师当属坎特伯雷的托马斯·里纳克尔(Thomas Linacre),他常去意大利的学校,并且是英格兰国王亨利八世的御医,使用拉丁文出版了值得信赖的希波克拉底著作的翻译作品。他是首位用拉丁文进行写作的英格兰人。里纳克尔持续为医学的发展做贡献,他在王廷获得的财富让他在牛津和剑桥成立了希波克拉底和盖仑研究基金。也正是因为他的努力,伦敦医学院才得以成立,在这之前伦敦医学院归教会所有。很快就有人模仿雷奥宁和里纳克尔的做法。安德纳赫的约翰·冈蒂尔(John Gonthier)是巴黎大学的教授,他翻译了盖仑和主要的希腊作家的作品。在德国，科纳罗斯（Cornarus）也出版了一本关于希波克拉底的著作的译著，并且批判了前人的伪科学观点。

在这个时期，意大利的医学院中当属弗拉卡斯托留斯和马萨比较著名，巴黎的杜波依斯（Sylvius）和弗尼利厄斯（Fernelius）也比较出名。弗尼利厄斯成功地反驳了盖仑的液体病理学理论，为固体病理学理论的发展奠定了基础，这个理论体系随后被霍夫曼（Hoffmann）和他的学派所接受。洛米斯（Lommius）是一位杰出的作家，著有《观察医学》（*Observationes Medicinales*），他是弗尼利厄斯的门徒，在布鲁塞尔进行医学实践。以上这些作者都是希波克拉底医学理论的实践者，也是对于希波克拉底医学哲学充满热情的坚定支持者。

博塔（Botal），这个时代的一个皮埃蒙特人，是弗尼利厄斯的学生，也是法国国王查理九世和亨利二世的首席御用医师。因常在治疗方法中推荐放血疗法而著名。都瑞斯·庇素（Duretus N Piso）和霍勒里斯（Hollerius）也是法国医师，但是在希波克拉底理论指导下有更正确的观点，他们尊重希波克拉底并致力于推广其医学观点。德·格里斯（De Gorris）和第戎的福伊修斯（Foesius）都对《医学和经济的定义》（*Definitiones Medicoe and Oeconomia Hippocratis*）这本著作有自己的见解。福雷斯蒂斯（Forestius）和C庇素（C Piso）写了几本关于诊断学观察的作品，有一些病例观察和问诊的节选。

大量的编辑作者、评论家和学者出现在这个世纪，他们推崇希波克拉底和盖仑的作品，并视他们为医学圣人。这些研究对于把医学方向带回希波克拉底及其学派推崇的、以病人的实际情况为基础的医学实践具有重要意义。除了上面提到的，一些医学实践杰出的代表，他们是瑞士巴塞尔的茨温格（Zwinger），还有出版了一个经典的、关于古代体操的作品的莫库里亚斯（Mercurialis，公元1533年），阿莫塔斯·鲁斯塔努

(Amatus Lusitanus)和普罗斯帕·阿尔派努斯(Prosper Alpinus,公元1553年),后者写了一本关于埃及人的医学的杰出作品。

在16世纪,关于放血治疗的原因和由来的争论仍然继续着。每个论点持有方都是依据当时流行的体液理论提出的,在当时不会阻止医学的进展。然而,这些讨论引起了解剖学家的研究兴趣,正是基于这些研究,血液循环得以真正为人所知。

在医师之间流传的希腊医学著作,使医师从腐朽的理论中被拯救,这些批判精神也得以引入学校。约翰·阿根提尔(John Argentier)是一位皮埃蒙特的医师,他在比萨、那不勒斯和都灵获得了医学教育的成功,它改革了医学教育的原则。他告诉人们医学应当被看作是一门基于观察和实验的科学,并且证实了与当时的主流观点相左的事实,人体的指甲、头发和体液是人体不可或缺的组成部分。简单来说,人体的每一个部分都是从血液中获取营养的,当时人们相信盖仑说的观点,比如有一些部分是通过精子获取营养的。他也驳斥了许多其他医师腐朽的观点,证明这些都是对的,但是他的这些观点也引来了别人的反对。阿根提尔的观点得到了很多大学的支持,而且在蒙彼利埃大学被两位知名的教授传播,这两位教授是劳伦·朱伯特(Laurent Joubert)和纪吉姆·劳德勒特(Guillaume Rondelet)。

然而,几位才智卓绝的教授展现出来的,关于医学的准确观察,随后在一些学校中被与通神学中的错误观点联系在一起。在他的著作中提到的荒谬观点,读起来让人鄙视并同情作者。举例来说,他认为所有希伯来人的信件都是重要的,认为希伯来语是最神圣和古老的语言,并补充到,当恶魔沟通时,他们一定会用希伯来语。他认为恶魔存在于整个自然界,一些存在于火、空气、陆地或者水中,其他的恶魔存在于宪法中,人类通过某些特制草药烟熏束缚了这些恶魔。这个荒谬的理论很奇怪,居然在当时的学校中流传。那时候,占星术在这些最负盛誉的学校中被传授,当时的智者想阻止这些荒谬的理论传播,但面临着很大的困难。

炼金术士也是通神学的唆使者,但是帕拉塞尔苏斯和范赫尔蒙等人阻碍了这些炼金术士的迷信理论和传说淹没科学。

帕拉塞尔苏斯生活在16世纪中期。他是一个不能被忽视的骗子,但是他也有功劳,他第一次把化学引入医学,并且减轻了盖仑制剂的医师对于实验室的偏见。他声称锑比自然界中任何其他物质都更佳具有医学特性,他可能也是第一个使用汞进行治疗的人。他首次使用铅来治疗发烧,并给出了制备汞的红色沉淀物的方法。

他的虚荣心很强,以至于他声称希波克拉底是希腊的天才编出来的,而他是德国的天才。他还胡说道,所有的大学的知识加到一起也没有他的胡须多,所有作家作品中的知识加到一起也没有他前额上的头发多。帕拉塞尔苏斯坚持认为人体由盐、硫黄和汞构成,并认为这三种元素是三种基础元素,健康和疾病就在其中,一定比例的汞挥发后导致震颤,韧带的弯曲、狂怒、精神错乱和发烧,蜂窝织炎和黄疸主要是与硫相关,然而他认为疝气、结石、小结石、通风和坐骨神经痛都是由于盐导致的。

他的原名叫菲利普·霍奇纳(Philip Hochener),但是他开始自己的职业生涯后就改名为菲利普斯·奥卢斯·泰奥弗拉斯托斯·邦巴斯图斯·帕拉塞尔苏斯(Philippus Aureolus Theophrastus Bombastus Paracelsus),这个名字听起来更像骗子。他在年轻的时候访问了欧洲最负盛名的城市,在他返回家乡瑞士的巴塞尔后就成为医学和化学的教授。担任教授后他没有去启发那些无知的人,而是重伤他同时代学者和前辈们。

一般人们认为他因为不恰当的举止和火爆的脾气而失去了那个教授的职位,但是有人讲述了另一个版本的故事。据说有一位富有的传教士生病了,而且很惶恐,他便对外宣布,如果有人能治好他的病,他愿意给那个人 100 弗洛林（货币单位）。帕拉塞尔苏斯给了他三片药并且治好了他，但是由于如此快且简单地就痊愈了，这位富人拒绝支付报酬给他。这件事闹到地方法官那里进行判决，判决结果是医生只应该获得治病正常应得的费用。因为受到了欺骗，他声称牧师的忘恩负义和法官片面的判决，将会给巴塞尔的居民带来永恒的毁灭。他随后退休去了斯特拉斯堡，又去了匈牙利，他在这里嗜酒又吹牛，但是还是得到了一个大学医学教授的职位，他在 43 岁时死在了医院里。

尽管难以置信，化学领域在帕拉塞尔苏斯时期的确有很大的进步，其以一种不受欢迎的方式为人所知。可能是人们对于汞和锑有所畏惧，而且这两种元素的别名很华丽。

在英国，医学化学在查理一世统治时期开始出现。1644 年，施罗德(Schroder)发布了他的《化学医疗药典》(*Chemico—Medical Pharmacopoeia*)，很快伦敦大学就出版了这本书。伟大的近代化学也是从应用到医学之后才取得极大进展的，化学科学的奠基性作品也是出现在 16 世纪的医学或者药学作家之手，正是这些作家从炼金术士化学中将化学科学拯救出来，并赋予了它应有的地位和特征。

然而，医学的发展从通神学的成功推广后就陷入了困境，手术科学和解剖学在欧洲的大学获得了极大的进展。16 世纪之前，开孔和结石术从来不是由专业的人士操作的。那些教授在讲座中告诉大家哪些疾病需要进行手术，但是将手术的操作留给了意大利的江湖术士。

一位生活在 15 世纪末期的法国外科医师曾经见过结石术在米兰巡回进行，然后他第一次在法国进行这个手术，就被判为犯罪并定为死刑。16 世纪克雷莫纳的外科医师约翰·德·罗曼(John De Romain)和他的徒弟—来自那不勒斯的外科医师马利亚诺·桑托·德·巴莱塔(Mariano Santo de Barletta)多次进行结石术。这些改进的手术从意大利传播到了法国，尤其是通过劳伦·科洛(Laurent Colot)，他的手术技术闻名欧洲。16世纪晚期,彼得·佛朗哥(Peter Franco)成为了著名的结石术专家,并发明了几种手术用的新器械。

在这个阶段,枪伤成为了新出现的病症,因为治疗方法在早期没有记载。因此外科医生们只能靠自己想办法,从而出现了很多种不同的理论,这些理论在维戈(Vigo)的作品《基因》(the Genoese)中都有记载。然而,关于枪伤的治疗在安布罗斯·帕雷(1509—1590)、玛吉(Maggie)、帕维亚的教授塞拉利昂(Leone)、著名解剖学家博塔,德国外科医生费利克斯·维尔茨(Felix Wurz)、帕尔的学生吉耶莫(Guillemeau)和其他人的努力下进步很大。维戈也在他的讲座中分享了钻孔机使用的原则,指出手术中可能出现的状况。

泌尿器官的疾病在梅毒出现后更加常见,引起了外科学学者的注意。在这个时期蜡制或者铅制的用来扩张尿道的尿管被引入实践,但是这种尿管笨拙且不完美。直到晚些时候,法国亨利三世统治时期塑料制的尿管被发明,第一次使用尿管才取得成功。亨利三世在从波兰返回法国的旅途中经过威尼斯,由于生病后没有得到妥善的治疗引发了尿道的狭窄,那个时期的著名医师梅耶恩(Mayerne)使用塑料导管以扩张尿道治愈了国王的疾病。

16世纪博洛尼亚的教授加斯帕雷·塔利亚科齐(Gaspard Tagliacozzi)改进了鼻子置换术,使用肱二头肌为材料,在19世纪被称为隆鼻手术。当时著名的外科医生和解剖学家法洛皮斯(Fallopius)、维萨里(Vesalius)、帕尔(Pare)和西罗尼姆斯·法布里休斯(Fabricius Hildanus)认为有必要为这个移植手术进行辩白,不同意这个手术的狂热支持者塔利亚科齐(Tagliacozzi)所说的移植后的鼻子比原始的鼻子更好用的观点。但当地人们对塔利亚科齐的狂热崇拜并没有因此而减弱,他们甚至为他竖立了一座雕像,雕像姿势是他拿着一个鼻子。

16世纪,手术教学在巴黎获得了极大的成功。外科学院在弗朗西斯一世的首席外科医师的支持下成为了一所著名的学府。手术科学在帕尔、法洛皮斯、贝伦加里奥·达·卡尔皮(Berenger de Carpi)和其他人的努力推动下取得了极大进步。

16 世纪,解剖学取得了重大进步。人体的每一个部分都被仔细地研究并有重大发现。那些对于解剖学,尤其是人体组织结构有贡献的教授如下:贝伦加里奥·达·卡尔皮,他解剖了超过 100 具尸体,有很多发现;詹姆斯·杜布瓦(James Dubois),他的拉丁文名字是杜波依斯(Sylvius),他是伟大的解剖学家维萨里的导师,也是第一个向血管内注射的人;安德雷亚斯·维萨里(Andreas Vesalius)是那个时期做手术最精准的解剖学家,也是第一个发明和使用解剖盘的人;发现了咽鼓管的尤斯塔斯(Eustachius);首次描述并以他的名字命名输卵管的加布里埃尔·法洛皮奥(Gabriel Fallopius);法布里休斯(Fabricius ab Acquapendente),首次发现了静脉的瓣膜,正是基于这些,人们随后才发现了血液循环;最后是迈克尔·塞尔维特斯(Michael Servetus),他也为 17 世纪发现的血液循环做出了贡献。后者发现了较小的循环,也就是肺循环,但是真正构建了血液循环理论的功劳应该归功于哈维。

第二十章

17 世纪医学的发展状况

这一时期因血液循环这一医学史上最重要的发现而闻名,血液循环的发现也是后来现代医学进步的源头。这一荣誉属于威廉·哈维(William Harvey),他是英国詹姆斯一世和查尔斯二世的医生,是伦敦医学院的解剖学教授,他在 1619 年向他的学生公布了循环系统的大体机制。这一伟大的发现在很长一段时间内从各方面被质疑和攻击,被休姆作为固执坚持成见的证据来评论,在欧洲,40 岁以上的医生到他们生命结束前都没有接受哈维的血液循环学说。然而,在同一个世纪里,巴黎的一名教师、解剖学家约翰·里奥兰自愿成为一名热情的血液循环学说拥护者的时候,对于哈维来说这是一场伟大的胜利。要知道,约翰·里奥兰曾是这一新理论最猛烈的反对者之一。

博洛尼亚的马尔比基很快就通过显微镜证明了微小血管中血液细胞的存在,也证实了静脉和动脉之间的联系。哈维的假说也被实验证实,这些实验是关于将药品输注静脉内以及将一只动物的血输送到另一只动物体内的,实验在欧洲的不同地区,尤其是在英国进行着。

虽然在那个世纪解剖学和生理学取得了哲学进展,并在此基础上扩展了科学领域,但实践医学的进步却被那些遍布学校的错误学说所阻碍。一派盲信的医生,号称"玫瑰十字会"会员,将他们的信念与帕拉塞尔苏斯结合在一起,并且在很长一段时间里通过探索用超自然科学的知识治愈疾病的方法,将医学从真正关注疾病本身中转移出来。这些梦想家假装通过信仰和想象来治疗所有疾病,声称最严重的疾病可能会突然被一个真正的玫瑰十字会会员的一瞥治愈。

另一所医学院也出现在这一时期,是以折中学派调解者教派的名义为人们所知。这些医生比玫瑰十字会会员们更聪明,他们熟悉古人的医学理论,但他们愚蠢地将理论与帕拉塞尔苏斯的荒谬原理结合在一起。这一教派的医生连同他们的知识信念都具备轻信的特征。因此,他们相信金属的转变,巫术的力量以及同魔鬼联系的可能性,等等。丹尼尔·塞内耳图斯是维特姆博格的一位教授,他拥有相当多的学识,也是这些折中主义者之一。

海尔蒙特是一个非常优秀的人,因为睿智及辨别力而扬名,近代医生对他的作品很感兴趣,他的学说与帕卡塞尔苏斯的相似。他的儿子比他更加神秘、敏锐,是莱布尼兹的朋友。他作为化学药物病理学家是莱顿的一位教授西尔维斯的继任者,西尔维斯的碱、酸以及泡腾学说长期以来让科学蒙羞。

根据记录,那个时期最引人注目的迷信实例之一,是蒙彼利埃爵士迪格比的"同情粉末"。每当有伤口时,这种粉末就会被用在造成伤口的武器上,而且还涂上药膏,一天两到三次。这种做法被诗人们反复提及,因此,沃尔特斯科特爵士在《最后一名歌手》一诗中写道:

　　　　"但她把坏掉的柳叶刀拿了出来,

　　　　　把它从凝结的瘀血中清洗出来,

　　　　　　在碎片上面涂上药膏。

　　　　　德拉林的威廉处于恍惚中,

　　　　　　她转动柳叶刀,

好像被他的伤口磨坏了一样。

然后她说，

他应该是一个完整的、健全的人。"

在这一时期，处方中包含了一种"不受限制的药膏"，它被应用于各种医疗手段。根据培根勋爵的说法，伤口被洗干净了，然后用亚麻细布裹紧直到痊愈为止。在这样的治疗下，敷用什么并不重要。把伤口包扎起来，将其边缘固定下来，确保伤口免受外部刺激，依靠机体几乎所有部位都有的恢复力，这是当时被认可的处理伤口的方式。

德莱顿在他的《风暴或梦幻岛》中不止一次提到过迷信。所以，当米兰达带着希波利特（Hippolito）的剑进来的时候：

臀部：啊，我的伤口痛！

（她拆开剑。）

米尔：我是来使你放松的。

臀部：唉！我感到寒冷的空气来到我身边；

我的伤口比以前更痛了。

（她用剑擦沙子。）

米尔：你还痛吗？

臀部：现在我觉得有什么东西在上面。

米尔：你觉得没有减轻吗？

臀部：不，不，突然间，所有的痛苦都离我而去。

甜蜜的天堂，我多么放松啊！

（第二场第五幕）

巴黎学派十分坚决地拒绝了神学和化学病理学。约翰·里奥兰和盖伊·帕丁是这些有害教义的不可调和的敌人。然而，他们死后受到了更好的对待，不久后，巴黎乃至全法国所有的学校都公开宣布承认他们的观点。英国医学界首先接受了化学学说，著名的托马斯·威利斯是帕拉塞尔苏斯错误主张最积极的传播者之一。意大利的医生也很快受到了影响,但是,在 17 世纪后期或者是 18 世纪初期,一个数学派别可能已经出现了,通过开普勒和牛顿运动定律以及牛顿的世界体系,数学在天文学中的应用使人们认为它的力量是不可抗拒的,它可能会揭开自然界的每一个秘密。

17 世纪末期,博雷利应用了这种科学,恰当地应用于动物的运动,从肌肉运动的起源中导出利弊。18 世纪初,学者贝里尼走得更远,他努力从数学数据中解释人体的许多功能。基尔是一名哲学家和数学家,而不是生理学家,他从假想的数据中计算出每个器官的力量。例如,他给予胃一种强大的压缩力,以克服它必须摧毁组织所遭受的抵抗力。然而,在讨论相同的功能时,不同的数学生理学家的结果非常不一致,说明我们从那时找不到什么有用的说法。有人估算心脏的力量相当于 81 648 千克,另一个人则将其减少到 0.227 千克,这两种结论都披着精密科学形式的外衣。这种学说很快扩展到欧洲所有的大学。在意大利,尤其是英格兰和德国,数学家们很快就征服了化学家;但在法国,两种学说的支持者之间的冲突非常尖锐,很长时间以来,化学教派一直保持着卓越的地位。

大约在 17 世纪中叶,当血液循环被普遍知晓并获得承认,以及淋巴管和胸导管被发现时,自然哲学体系也发生了一场相当大的革命。在 17 世纪,伽利略引入了数学推理,培根勋爵提出了归纳法,因此开始观察并进行实验。直到这一时期,每一位医生,无论是盖仑主义者,还是化学家,都已经习惯于考虑体液的状态和环境,既作为疾病的原因,又是解释医学操作的基础,体液病理学成为每个系统的重要组成部分。

上述观点在 17 世纪的医学院中盛行,因此也在医学界广为流传。然而,有一些人仍然沿着希波克拉底的路线走,自己解释希波克拉底的作品,其中最主要的是斯蒂芬·罗德里克·德·卡斯特罗(Stephen

Roderie de Castro)和扎克图斯·卢西塔努斯(Zacutus Lusitanus)。

　　然而,这些医学学说被破坏了,因为外科手术,尤其是解剖学取得了惊人的进步。肺和心脏的结构被仔细地研究。马尔比基、巴塞林、洛厄以及斯蒂诺对解剖学的这部分进行了大量的研究。关于呼吸和循环的不同的生理学理论起源于这些研究,斯瓦默达、约翰·梅奥、波雷利、贝里尼、皮特凯恩和雷蒙德·维森斯也都献身于这项研究。加斯帕德阿塞利在动物身上发现了乳糜管,这一发现为其他人关于淋巴管和腺体的发现打通了道路。莫里斯·霍夫曼(Mauvice Hoffman)和约翰·乔治·维尔松(John George Wirsung)在一种豚鼠身上发现了胰腺的分泌管。很快,小肠肠系膜的淋巴被发现,并且佩凯也发现了乳糜管和淋巴管的共同主干。这位著名的解剖学家发现,淋巴管并不像之前人们相信的那样自己排入肝脏,他公布了淋巴液进入循环前的过程。

　　尽管有很多争议,但腺体系统的历史在很大程度上被推进了。特别是托马斯·华顿对它进行了大量的研究,首次对腺体进行了综合的描述,具体说明了从结构上来说,腺体属于哪一类器官。他对腺体的性质和功能的一些观察不能避免出现错误。尽管如此,他的工作仍然为科学提供了相当大的帮助,并为他的同行们的进一步发现做好了准备。一位名叫鲁德贝克的瑞典医生发表了他对淋巴管的观察,但最令人难忘的是关于他与巴塞林谁先发现小肠淋巴的争议。

　　在弗朗西斯·西尔维亚斯(Francis Sylvius)之前,17世纪的解剖学家们没有任何对脑结构有用的研究。然而,西尔维亚斯提供了在大脑和神经历史上的几个方面的新线索。J. J. 韦普弗(J. J. Wepfer)追溯了大脑血管的分布,其准确性比以前要高。随后,托马斯·威利斯发表了一篇关于大脑的论文,该论文以更完整、更准确的方式描述了大脑与神经之间的联系。杰拉德·布莱斯、斯瓦默丹、斯蒂诺以及马尔比基也对大脑进行了研究,尤其脑膜。布莱斯精确地描述了脊髓,弗朗西斯·约瑟夫·伯拉斯通过对大脑进行化学分析,发现它的脂肪含量为25％,与精子类似。

17世纪的解剖学家和哲学家们成功地研究了视觉器官。牛顿、开普勒、沙纳尔、笛卡尔等,确定了涉及视力的眼睛不同部位的性能,沙纳尔证明了视网膜是真正的视觉器官。

在这个世纪也有无数关于生殖的研究。哈维的研究对这部分生理学有重要贡献,为一些生理学家提供了充足的材料,如哈特索克、列文虎克、查尔斯·德雷林科特和弗雷德里克·鲁希。在血管注射、透镜等新技术发现的帮助下,约翰·詹姆斯·斯皮格利乌斯(Spigelius)、多里奥等通过他们的解剖同样促进了生理学或传播其他观察者的发现。更复杂的显微镜在18世纪被发明出来。

16世纪外科手术的进步如此之大,与之相比,在这个时代其他领域发展就不那么引人注目了。没有人能像16世纪的安布罗斯·帕雷那样,自诩为法兰西王的外科医生,治疗枪伤使用绷带等。也没有能写出一本关于外科手术的完整专著的作者,其作品能够获得如同16世纪法国的安东尼·夏米特的声望。梅毒和枪伤都是外科手术,当时的很多文献都是关于这两个主题的,伊丽莎白女王时代的英国著名外科医生威廉·克莱因发表了关于高卢病或梅毒的一篇简短有益的论文,以及17世纪早期的关于国王瘰疬的一篇富有成效的论文。

每一个科学分支的进步似乎都有周期,如果不改进的话,就很难完善以前的发明和发现。17世纪的外科医学史主要就是如此。因此,我们找到了关于结石、疝气、枪伤、截肢等手术建议的记录,以及一些用不同语言记录的,关于外科手术原理和实践的奇怪的学术论述,但创新非常少。这一时期,外科医生的多数不活跃行为是因其还没有被提升到目前这个时代所占据的地位。几个世纪以来,他们一直与理发师联系在一起,换句话说,理发师就相当于外科医生,在英国以及欧洲大陆的其他国家都是如此。就连外科医生安布罗斯·帕雷也曾是一名理发师,但他很快就超过了这个级别。在国王对他们的外科医生的皇家授权书中,人们经常提到的是"剃头",而在 15 世纪亨利六世时,出现了与手术有关的短语。而"手术"这个词直到 18 世纪才开始被使用。

解剖学知识的增加,极大地推动了外科手术的发展。但实际上在 1635 年,巴黎的雅尔丹皇室举行解剖学和手术的演示时,演讲者是一名内科医生,而不是外科医生。直到 1671 年,国王下令讲座应该由外科医生来进行。为了表达人们对这一医学分支的兴趣日益浓厚,可以这么说,在 18 世纪,大约是 1724 年,有多达 5 名政府教授被任命来进行这些演示。

许多杰出的名字可能与医学科学的进步有关,特别是作家,如德国解剖学家和作家康拉德·维克多·施耐德与鼻黏膜相关的研究;弗朗西斯·格利森,最值得纪念的是他对肝脏解剖的研究;意大利医学作家圣多里奥等;约翰·斯库特图斯,他的拉丁语作品被翻译为"撒根·斯多尔豪斯"(Chirurgeon's Storehouse),插图上有 40 个表格;德国内科医生迈克尔·艾特穆勒父子两人是医学系不同方面的作家;弗朗西斯·莫里索,法国著名的产科男医生,他所有的作品在 18 世纪都被收集和印刷;荷兰的格拉夫,因其对女性性功能的研究而出名,提到他的名字就联想到卵泡。还有许多其他杰出的人。

在这里需要提一下,有几个熟悉的名字与 17 世纪后半叶的发现有关。梅博米斯(Meibomius)发表了一篇文章,特别提到了眼睑的解剖;派尔提到了肠道腺体;波耐特斯(Bonetus),一篇从真实的验尸解剖中得出结论的,关于病理解剖学的论文;格拉夫介绍了注射的实操,目的是发现血管中的血液运动,这一过程也对解剖学有益。弗雷德里克·鲁希也有类似的发现,据说他首先做了解剖学上的准备。莱顿大学的彼得鲁(Bidloo)教授在 1685 年出版了他著名的解剖学书,其中有 105 个华丽的图解。休·张伯伦,大约在这个时候发明了产科钳,但是许多年来他一直没有公布他的发明将给世界带来好处，以便他有机会从它的实际使用中获得利益。大约在同一时期，著名的法国人朱利安·克莱门特因其高超的技巧和影响力，提出让男性代替女性来主持分娩的方法。据说这个世纪产科学的进步仅仅只是抄袭了优查尔斯·罗丁（Eucharius Rhodion）的作品，把托斯·雷纳德·费斯森的著作翻译为英文，那本被抄袭的著作是 1540 年出版的第一本关于产科学的书，通常被认为是雷纳德所著。

　　总体来说，17 世纪由于一些杰出人物的出现而不同，其中包括西德纳姆、莫顿、巴格里维和波尔哈维，尽管后者的名声在随后的 18 世纪更加显著。在这些人中，西德纳姆（1624—1689），是一个非常优秀的推理者和实践者。他十分博学，关于疾病的言论又具独创性，值得人们仔细研究；巴格里维和莫顿，尽管他们较少被冠以天才和原创作者的名号，但他们对治疗的几个重要主题的观察值得赞扬。西德汉姆有时被称为"英国的希波克拉底"，当我们谈到他的作品中关于疾病的细节描述的准确性，以及他观察救济方法效果从不允许自己对疾病本质和病因的理论观点影响他理性对待患者的睿智时，这个词并不适用。在一个投机和推测的假设弥漫于每个学说的时代，西德纳姆因其不盲目并且坚信任何一种理论而得到了极大的赞扬。

第二十一章

18 世纪医学的发展状况

18 世纪初期,当科学的所有分支都形成经过不断改良从而趋于正确的基础时,斯特尔、霍夫曼和波尔哈维,三个明显不同的新医学体系出现了。从那时起,这些体系对库莱那安理论有一些影响,尽管现在他们对库莱那安理论出版施加的影响比之前小了很多。斯特尔的学说首先在德国出现,并且很长一段时间内盛行。该理论的主要核心原则是,人的理性灵魂支配肉体。

在任何时候,医生都必须注意到,动物肉体本身有一种力量,通过这种力量,在许多情况下能抵抗威胁它的伤害,并且在许多情况下能纠正或消除它导致或引起的疾病。这种力量以往被医师认为是一种模糊的概念,被认为是系统中的一种媒介,他们称其为自然,而从最古老到现在的医学院校中,"保护自然和愈合"的语言一直延续。

斯特尔明确地建立了他的理论体系,他假设人们谈论的自然的力量完全是在理性的灵魂中。他认为在很多情况下灵魂是独立于身体的状态,而且没有任何身体上的必要,灵魂纯粹由于其智能感知有害力量威胁或机体出现疾病,从而马上在身体中激活一些动作以避免可能发生的伤害或有害后果。

这个理论很荒谬，不需要评论。然而，卡伦博士表示，在动物机体运作中有许多表面上智能的外观和设计，以至于如法国的佩罗，英国的尼科尔斯和米德，苏格兰的波特菲尔德和西姆森等许多著名的人物和其他人同样非常支持这种观点，值得提及。斯特尔学说的结果是，他太过于相信大自然的持续关注和智慧，他和他的追随者们提出了通过期待来治疗，因此法国人的医学观察疗法只建议了使用大多无效琐碎的药石，而反对一些有效药物，如鸦片和金鸡纳树皮的使用，同时对一般的治疗方法，如放血、催吐药等持非常保守的态度。

无论用什么方法来解释自然在治疗疾病过程中的运作，它常常会通过引导医生进入或者继续实践，同时取代或劝阻所有的尝试对医学的实践产生不良影响。哈克斯汉姆已经观察到，即使是在西德纳姆的手中这些方法也是同样的效果，尽管这有时可能会阻止大胆鲁莽的实践者的错误，但它也往往会使人们胆怯，而反对引入新的有效的救济方法。

16～17世纪对化学药品的反对及巴黎医学院著名的对于锑的禁止，主要是由于那些偏见，而大多数的法国医生在后来近一百年的时间都没有打破，甚至直到近代也有相当数量的人着魔。事实上，正是由于这种无效的实践，法国的医生才有名望。

至于斯特尔的病理学，它并没有确信依赖自然的力量或独裁的统治，而是假想身体和疾病容许救济方法的一种状态，它是在灵魂力量的指导下对身体的组织和物质起作用从而治疗疾病的。在此基础上，斯特尔的病理学完全随多血症或体液充盈，以及体液不良或体液的腐化情况而定。对于前者，或者说多血症，他们以一种非常奇妙的方法应用了他们的学说。对于后者，在体液病理学方面他们参与的和领先他们的系统的医生一样多，而且他们的理论非常荒谬、不正确，也不值得注意。然而，可以观察到如此荒谬的理论和不正确的价值所引起的最小的影响。但是，由于斯特尔系统的追随者们非常关注观察自然的方法，所以他们对疾病的现象也很关注,因此在他们的著作中也给出了许多别处没有发现的事实。

当斯特尔的学说在哈勒大学盛行时,这所大学的教授弗雷德里·克霍夫曼(Frederick Hoffmann)提出了一个不同的系统。霍夫曼于1660年出生于哈勒,1681年毕业后留校,1693年成为医学教授,直至1742年去世。他的一生中有一件非常值得注意的事,就是他从来不从患者身上收取费用。作为一名执业医师,他声誉卓越。他治愈了查理一世帝后及普鲁士王国的弗里德里克一世的顽疾,极大地提高了声誉。他的作品被收录在六卷本中,在1748年到1754年年间出版。他的作品中有许多有用的实用言论,但同时,正如卡伦(Cullen)博士所正确观察到的,其中包含了许多轻率的观察和大量的推测理论。

霍夫曼氏系统的主要特点是关于在疾病产生中神经影响的理论,这引起了人们的关注,我们也因此受益。同时,他也和其他人的错误假想一样混合着体液病理学,尽管他的系统的基本学说不同于斯特尔,但很明显,他受多血症和体液不良的斯特尔学说的影响颇深。

在这一时期,理论参考书目的另一位作者是著名的赫尔曼·波尔哈维(Hermann Boerhaave,1668—1738),他是和斯特尔及霍夫曼同时代的人,在整个欧洲,尤其是英国,他获得了比其他任何人都要高的声誉。他是一个学识渊博的人,在这么长的时间里很少有医生能享有如此大的声望和如此纯粹的声誉。帕尔博士说:"他第一个给了化学一种哲学的系统形式,并将医学简化为一种科学,至少是貌似有理、惰性、易懂的。"我们没有理由认为他想要成为一个教派的创始人;然而,他还是继续保持谨慎,挑选每一朵花装饰自己的花坛。尽管帕拉索斯烧毁了希波克拉底和盖仑的著作,但他们并没有被遗忘,而且希腊智者明智的观察也为他的系统奠定了基础。他将盖仑的体液学说比作他的化学学说的精彩致辞,并基于其化学关系给予他们一个特点。力学哲学引起人们的普遍关注,使人们对结构更加注意。这些容器是圆锥体或圆筒状的,液体由各种颗粒组成,仅适用于给定的孔径,有时会被用力撞击,并对其不适应的容器产生影响,因此产生了无数的抱怨。

从各种教派的观点中他做的选择来看,波尔哈维一般被认为是折中主义者,他也被称为现代盖仑。然而,在他的学说中,他太过强调液体的辛辣是疾病的起因,他设想这种辛辣具有一种特性,可以被化学疗法中和,他的做法多数无效且不合逻辑。在对待活体的特性和功能时,他忽略了生命的原则及活的有组织的机构的法则。他似乎后来发现了这个错误,但在他后来的作品中,仍然有宗教主义者的言论及液体的惰性。

在欧洲大陆的不同地区,波尔哈维的病理学说长期受体液病理学学说的影响,然而,在英国领土体液病理学学说只成为他的系统的一部分,从未得到太多的支持,在美洲大陆的执业医师中也是一样。然而,卡伦学说成为英美医学史上一个重要的时代。波尔哈维最著名的学生及其见解的解释者之一,来自莱顿的史威腾,后来成为维也纳的教授,他在《波尔哈维格言评注》这一作品中发表了大量观察结果。

当布朗的学说引起欧洲大陆医生们的注意时,他们几乎没有从波尔哈维的拘束中逃脱。他们错误地将生物的功能只能用激励的规则来解释这一科学的改革归功于布朗。正如已经说过的,即使波尔哈维在他的晚年没有拒绝考虑神经液体,尽管与他的体液病理学一致,他仍然认为这是不活跃的。而高比斯,他的继承者,十分了解治疗重要的固体疾病的过程。实际上他的侄子,在圣彼得堡实践的波尔哈维,在他的作品中考虑到了神经系统的影响。一些之前几个世纪的令人厌恶的荒谬的药剂,如人或马的某一部分肉用于治愈癫痫,在治疗位于哈勒姆的贫民收容所的癫痫患者时却取得了成功。哈勒,尽管主要是机械教派,通过他关于过敏性的实验来帮助新革命,卡伦医生最终因此建立用自己名字命名的独创学说。

阿尔布雷希特·冯·哈勒(Albrecht Von Haller,1708—1777)是 18世纪最杰出的作家和生理学家之一。他是波尔哈维的学生,他聪明、品行端正,他是一个非常高产的作家,尤其是在生理学方面,近代生理学之父这一称号他当之无愧。他也是一位杰出的实验主义者,他在哥廷根任教授时以生理学发现以及他从对病人的观察和实验中推断出的原理闻名。这使哈勒建立了一个应激及敏感性的理论,他通过对身体各种现象的解释将该理论应用于肌肉和神经系统的研究,但他的观点也引发了各种争议。在一些杰出的人中,可能会提到法国的威利特、波特菲尔德、索瓦尔及意大利的比安奇和丰塔纳。巴黎的教学人员法布尔是第一个将哈勒的应激学说应用到病理学上的人。

通过对正在流行的不同医学体系进行回顾和检查,卡伦很快就发现了波尔哈维理论的矛盾之处,并因此决定放弃它。与他同时代的人坚持的斯特尔的学说,并没有使他更满意,尤其是对他们赞同无效练习有异议。他也不可能完全同意霍夫曼的学说,尽管他认为这是接近真相的,他也会被诱导去采用一些它的基本原则。

其中,他采纳了痉挛和虚弱的学说,从中推导出了发热性疾病的所有现象。风湿症被他归类于肌肉纤维的痉挛,是由于血液涌进引起的,但他认为痛风是由于张力缺乏引起的,尤其是消化器官的无力。在之后遇到的疾病中,他拒绝特殊致病物质的理念。然而,他对其他疾病,比如淋巴结核的解释是依赖于体液辛辣的假设。

他更强调"自然的愈合能力",主张神经体液和活力主义的假说,并认为大脑有特殊的能力,能够使肌肉处于兴奋状态,且运动不依赖于意识,他将其命名为感觉中枢的应激性。这一原则对他的医学理论的各个方面都产生了影响。循环不再被力学定律所解释;大动脉分叉的角度几乎没有什么影响;而伦多、黏质、辛辣、酸或碱,如果存在,就会被证明对产生疾病没有任何影响。

他的观点在他的《医学实践首要》一书中有记载,该书是一部非常优秀的疾病史,有其独特的学说。

卡伦推测的学说首次暗示了布朗的兴奋性理论。在他的《医学体系》一书中的一个段落里,卡伦谈到了大脑和神经系统的兴奋或衰竭状态,他认为身体其他部分的力量或虚弱依赖于此;在他的其他著作中,他一直在努力证明这些情况可能由各种原因造成的。抓住这个想法后,布朗提出了一个新的理论,根据这一理论,生命的所有行为都涉及通过刺激引起身体的兴奋,所有的疾病都变成直接和间接的虚弱,或因缺乏刺激或刺激过度引起的虚弱。

约翰·布朗医生最初是自封的讲师,也是卡伦学说的公然反对者。他的学说比任何前辈都要简单,他只承认了亢进和衰弱两种状态,而不承认每种状态的联合,而且他的学说的简单性也吸引了许多信仰者。

他因此认为生命是一种非自然的状态,都是刺激性的,一些比较激烈,另一些没那么激烈。生命有两种失去活力的状态,直接失去活力和间接失去活力。在前一种情况下,最强烈的刺激是必要的;在第二种情况下,最轻微的刺激由于应激过大导致了破坏。例如,在斑疹伤寒中,我们必须给予最强烈的刺激。他认为,长期郁结在黑暗中,缺乏食物,光线必须是温和的,还有最温和的食物,每一种刺激都必须少量执行,因为长时间压抑的火焰会被最轻微的兴奋唤醒。

在实践中,布朗的理论过于有害。在他看来,所有疾病都是兴奋的或虚弱的,也就是说,他根据那些兴奋或虚弱的疾病分类做了一个疾病分类学的整理,犯下了大错,而这个错误是作者更注重系统而不是自然运作的准确的观察者,而且他缺乏判断和实践知识。治疗方法也同样很简单:放血、粗陋饮食、清除兴奋疾病、对身体虚弱的人给予不同种类和程度的刺激。

这类学说有它的崇拜者,这一点也不令人惊讶。这类学说使医学的研究工作完全被废除了，当医生基于这个理论判断疾病属于虚弱或者兴奋后，治疗方法就显而易见了。如果是兴奋的，他必须放血；如果是虚弱的，则要进行刺激。这一学说在不同疾病的效果是致命的。但幸运的是，它现在几乎被人们遗忘了，更健全的观点和经验已经取代了空想理论和荒谬的实践。

在伊拉斯谟斯·达尔文博士之前，似乎没有人想到将联合的学说应用于疾病的理论和治疗。的确，霍夫曼，甚至在他那个时代之前的一些作家，曾评论过在身体的特定器官之间存在的同情或共识，但他们的观察与许多错误的假设混合在一起。达尔文发现，以前理论家的主要错误是由于他们对动物经济的片面看法，以及他们把生命系统看作是一个简单的整体，而不考虑不同器官相互作用的影响。他也明白，只有通过机体的力量，身体才得以保存和发展，疾病才会产生、形成并最终从机体移除。

利用前人累积的所有事实，以新的眼光把它们放在一起，而且通过自己的观察和实验来证实和说明它们，达尔文开始在动物界一般规律的基础上构建病理学和治疗学系统。然而，不幸的是，当他改进他的设计时，陷入了分歧，而且也增加了许多困难，他被引导去设想没有证据支持的立场，或者能够佐证类比的很少，他所使用的观点被夸大，变得模糊、不一致，而且遭到严重讽刺——尤其是被一个著名的英国游吟诗人在他的作品《植物园》中讽刺：

> "他那镀金的铙钹比不镀金的多一些装饰，
>
> 眼睛高兴，耳朵却疲劳，
>
> 简单的七弦竖琴可以超越，
>
> 但本土的黄铜乐器现在已经磨损；
>
> 他的所有列车都盘旋着精灵，
>
> 消失在声音中。"

达尔文的作品《动物生物学或生命规律》中最精彩的部分被认为是他对动物运动以及联系的疾病的描述,尤其是他的发烧理论。

达尔文拒绝以前把发热性疾病的所有解释都归结为虚假的化学和机械原理,他追踪发烧症状到神经、血管和吸收系统的不规律运动,显示由于器官之间的亲密联系以及他们自然拥有的影响,一个部分的错乱会对其他部分产生相似或相反的影响。

达尔文博士是18世纪试图在医学从业者的观点上进行实质革命的最后一批作家之一。就像今天,人们沉浸于各种各样的理论和实践创新,但它们仅限于某些特定的疾病或科目。

在17世纪,解剖学和生理学的辉煌进步为18世纪医学科学的进一步发展奠定了基础。这些时代的许多解剖学家和生理学家的名字都被学生熟知,因为他们对解剖学的各个部分都有特殊的描述,而发现者的名字仍然依附于现代解剖学术语中。

在18世纪初,生理学家对胎儿的特性和胎儿心脏的结构进行了细致的研究。温斯洛、杜维尼、贝西乌斯、费雷林、塞纳克等人对心脏瓣膜和肌肉排列进行了有趣的实验,而兰西西不仅追踪了该器官的神经分布,还对冠状动脉和心脏的运动提出了一些没有事实根据的理论观点。然而,哈勒的观点与兰西西的观点相反,并很快就取代了它们。

在欧洲,赫尔维修斯、莫加尼、米切罗蒂等人,当时也在忙着研究肺的结构,以及血液在通过这些器官的过程中所发生的变化。17世纪末,在腺体系统方面,迪韦尔内发现了乳糜管和淋巴管;帕基奥尼发现了硬脑膜的淋巴结;考珀发现了后来以他的名字命名的两个考珀腺。接下来的一个世纪里,在上面的这些发现之后并没有很多同样重要的发现;生理学家的工作,特别是其后一部分的工作,似乎是针对以前建立的所有事实和发现的系统的概括和搭配。

对神经系统和感觉器官的解剖学和生理学难点的研究是这一时期

医学史的一个重要特征。现在,帕基奥尼和巴维利研究了硬脑膜对身体运动的影响,将其结构与心脏上膜的结构进行比较,得出其对神经有影响这一想象的观点。威尼斯的圣托里尼也采取了类似的观点,但后来放弃了。帕基奥尼的观点得到了兰西西的辩护,然而,他认为松果体控制了灵魂的功能,即思想的力量与这个小器官的主体有直接关系。这一观点被保留给哈勒以揭露他前辈们的谬论,其中可能提到著名的波尔哈维,而所有关于硬脑膜的虚弱理论很快就被完全推翻了。当时泰琳、乐卡、梅克尔的名字都与脑神经解剖有关。

早在17世纪,就已经确定了白内障这种疾病是发生在晶状体中,而莫加尼现在描述了晶状体中的体液是有营养的。珀蒂就关于眼内神经、年龄对器官发生变化的影响进行了实验研究。阿尔比纳斯和哈勒都声称自己发现了瞳孔膜。然而,当时在对眼睛解剖的研究中完成了大部分的两位解剖学家是爱丁堡的波特菲尔德和哥廷根的齐恩,每个人都把重要的功能归于睫状突。在18世纪初期的前几年,人们对鼓膜的结构和听觉神经的分布进行了精确的研究;但是瓦尔萨尔瓦现在更精确地描述了耳朵的每一部分,后来科图尼约和梅克尔发现了其中体液的作用。

生殖生理学在同一时期引起了广泛的关注。莱比锡的拿伯对宫颈的黏液腺做了有趣的观察。莫加尼和圣托里尼做了关于卵巢的实验,亚历山大门罗父子研究了胎儿的成长过程和输精管。著名的哈勒的生理研究中也包含了生殖功能的整个领域,特别是卵子的发育。伦敦著名的威廉·亨特与哈勒和门罗一起,最先投入到这些器官微小结构的研究。

在18世纪的微观解剖学家中,最著名的一位是柏林的利贝昆教授,据说他是日光显微镜的发明者,通过日光显微镜他能够展示血液循环,为许多有价值的发现铺平道路。现在看来,是第一次发挥化学试剂的帮助,无论是单独的,还是结合显微镜,对不在光学观察范围内的解剖学样本进行检查。

在这个世纪,还有由克鲁克香克、休森以及威廉和约翰·亨特进行的关于淋巴系统的有价值的研究,在 1787 年保罗马斯卡尼在他的书中首次对整个淋巴器官进行描述。

欧洲各个国家的大量专业的代表涌入病理解剖学领域,但其中被提到的人中最著名的名字是约翰·巴普蒂斯·特莫加尼,他关于病理解剖学的作品,比任何之前的作品都占据了一个更高的位置,对这一学科的医学文献有着巨大贡献。

欧洲战争使外科手术有了巨大的进步,为研究枪伤的现象和治疗提供了大量的机会。在德国和荷兰也任命了外科教授。著名的德国外科医生和解剖学家劳伦斯·海斯特是 18 世纪著书最多的作家之一,阿尔托夫和赫尔姆施塔特教授,除了一两个医学专著之外,构建了一个有价值的外科手术系统;伦敦的威廉·切塞尔登在重要手术方面做了重要的改进。理发师和外科医生协会于 1743 年在巴黎被法令废除,打破了这么多年外科医生和理发师被联系在一起的法律束缚。1745 年,英国议会采取了类似的行动。从这种令人难堪的奴役中解脱出来后,外科手术变成了一种独立的、截然不同的体系,从此以后一直被受过教育的专业人士学习和推动。

大约 18 世纪中期,一位著名的切石术专家以修道士科姆的身份出现了,尽管他在修道院退休之前的职业为外科医生,他用他称为"切石刀"的工具进行免费手术,因此唤起了普通外科医生的敌意和嫉妒。这个时候,珀蒂的止血带也被设计出来并开始使用。这个时代的外科医生对烧灼的使用比他们的前辈更少,而且处理伤口的所有方法都比以前更加精细。许多更精确、更讲究的手术模式变得更流行,它们的起源可以追溯到 18 世纪,比如用于结石、切除癌症和其他肿瘤,截肢等等。

18 世纪的最后几年有其显著特征,即医学科学的每一个分支都被施加大量的工作和研究。在革命的暴风雨中,很难预料到,法国任何成功的努力都能促进医学学习的进步,但欧洲其他开明的国家却没有同样的精神。化学在这个时期第一次成为更多科学研究的主题,有更系统的安排,更广泛地被应用于活体。布卢门巴赫、苏美林(Soemmering)、伊克德·阿扎尔(Yicq—d'Azyr)、斯卡帕、门罗、约翰亨特,以及克鲁克香克进行了新的重要的生理观察,特别是在神经系统上。后者和马斯卡尼都对淋巴管感兴趣。这一时期的医学作家把他们的著作限制在对自然的观察上,让他们的观点与经验相符,并没有提出新的理论。

也正是在这个时期,几年前曾引起科学界不安的"动物磁性说"被严格调查。虽然在严格意义上没有直接与医学的进步联系在一起,但在这些时代的历史上,电疗法的发现也成了一个有趣的插曲。

如果不提及不朽的英国医生爱德华·詹纳(Edward Jenner,1749—1828)并向其致敬的话,18世纪医学进步的历史是不完整的。爱德华·詹纳发现了疫苗并积极传播。天花病毒的接种在世界各地都已经过了数年的时间,所有学者的调查都在18世纪内进行了,为了防止瘟疫的传播,已经有了一些合理的计划;但直到1798年,詹纳才发现从牛身上获得病毒保护人类的可能性。

如果没有进一步深入了解19世纪的医学史,我们可能会简单地提到著名的泽维尔·比查(Xavier Bichat,1771—1802)的研究然后发表。比他同时代的人更加卓著的是他散布在医学科学的不同领域的观察能力和渗透思想,其中一些,如解剖学总论,他可能被认为是创始人,就像科维斯图(Corvisant)写给第一执政官的信中所表达的那样:"比查刚刚死在获胜的战场上,在这么短的时间里做了很多很好的事情。"

在18世纪的英国,与医学和外科学以及自然历史有关的,最突出的名字可能是约翰·亨特(John Hunter,1728—1793),他出名不仅因为他的思想能量和观察力的精确性,而且因为他对充实医学文献做出了重要的贡献。他不仅是一位优秀的解剖学家和生理学家,而且他还建议在外科手术方面做一些有价值的改进。在一个对他做了详细调查的公正的评论中,介绍了他对动物功能和结构变化的展示,以及他的手术反思和实践训词,他所有的原始事实、原则和意见,都有资格被尊称为解剖学家、外科医生及博物学家。

其他的名字可能会被列举出来,因为他们在这个世纪里对丰富与加深医学科学方面给予了帮助,但是详细地描述他们的各种贡献不太可能。其中,马丁·里斯特(Martin Lister),他除了出版解剖和自然史作品外,还出版了希波克拉底和圣别托利乌斯的格言;斯蒂芬·黑尔斯(Stephen Hales),他是静力学研究,尤其是用于血液和血管的各种研究的作者;约翰·弗雷德(John Freind)是《对希波克拉底的评论》《从盖仑时代到第 16 世纪初的医学史》等作品的作者;理查德·米德(Richard Mead),英国杰出的作家和实践者之一,他写了许多有价值的医学著作,他的著作在欧洲被翻译成各种语言;詹姆斯(James)和道格拉斯(Douglass)是许多医学和外科专著的作者;还有著名的外科医生及解剖学家威廉·切塞尔登(William Cheseldem);波西瓦尔波特(Percival Pott),对外科手术文献有巨大贡献,特别是在关于脊柱弯曲的问题上;詹姆斯·厄尔爵士(James Earle)是乔治三世的外科医生,他撰写了关于阴囊积水、膀胱结石、白内障等不同医学分支的作品。著名的外科医生亨利·弗朗西斯·里·德兰(Henry francies Le Dran),他撰写的关于手术的作品非常受人尊敬,以至于他几乎所有的作品都被翻译成英文;彼得·约瑟夫·戴斯特(Peter Joseph Desault)是巴黎的外科医生,杰出的作家和实践者;还有著名的法国产科医生约翰·路易斯·博德洛克(John Louis Baudelocque);约翰·赫克斯汉姆(John Huxham),是发烧和流行病方面的英国作家,他的名字被永久地保存在一个药町树皮上。除此之外,还有其他许多人。

18 世纪,美国医疗行业提供了只有几个吸引人的条件来吸引历史系的学生。在当时的情况下，国家各部分之间的相互交流是如此有限，医生这个职业主要问题是缺乏教育和改善设施。英国对外国医学访问者的吸引力几乎为零，而那个时期的美国医生可以借口既没有学术期刊、医院，也没有医学院帮助他获得实用的教育。许多后来的知名人士，他们在国外的医学成就奠定了基础，回国后积极推动传播医学学习的种子，并开创了一个完整的医学教育体系。

就像医学的早期历史一样，它的实践被限制在神职，并被与宗教义务联系在一起。同样地，我们发现在美国较老的部分，就像在新英格兰一样，神职人员都既是医生也是宗教教官。这可能是由于在社会各部普遍存在的清教徒精神，影响了商业和教育。高级官员，如各省省长，也致力于医学的实践；但可以合理地推断出，在适当的医学教育中，科学成就没什么进展，当时这种实践不被任何法律法令限制，以至任何职业，甚至任何行业，都自由地进行给医学实践。

当时的真实状况被之前的旧的法律约束，这可能是唯一在任何殖民地都通过的医学实践规则，附带条文明确声明："没有外科医生、助产士、内科医生或他人应该被允许行医，除非有某些限制条件"。除了纽约和新泽西州在美国《独立宣言》发表几年前通过了法律，规定每个打算行医或手术的人应该通过考试，经非医疗官员如法官、检察官批准，在任何殖民地，医学的任意实践都没有限制或保障措施。

在这个世纪初，助产的实践几乎完全是由女性进行的，直到从欧洲回来的几个受过良好教育的博学的医生也致力于这个学科分支，对雇佣其他性别劳动力的偏见才被全然摧毁。

当然，一般在疾病治疗中采用的做法主要是从发源地借鉴的。一些少量的实践到处都有，比如偏爱特殊药物，而且必须承认在当时对传染性极强的黄热病的治疗方面有着惊人的医疗表现。在预防天花接种方面遍及整个欧洲的骚动迅速转移到英国的海岸，对其优劣有争议的讨论在国内可能比国外更激烈,甚至到了个人暴行的程度。预防天花的方法成功引进英国的几个星期内,在还没到达美国之前,接种疫苗变成一项普遍的活动,尽管最初人们对它都是反对意见。

遵循的医学系统在本质上是那些英国正在流行的理论,而波尔哈维、斯特尔、霍夫曼和其他人的理论使新世界的实践者的主流信仰变的不稳定,因为他们接受了这些名人非此即彼的观点,从而给他们病理学和治疗提供了新思路。然而,在18世纪上半叶,这个国家大部分的医护人员或冒充者很可能被自己对治疗的看法影响,而不是认真遵守任何一个提高职业长处的理论。然而,我们对这个行业的这种不满意的状况几乎不感到惊讶,因为在当时流行的欧洲系统中,几乎得不到什么可以被查询到的案子这个国家的医学思想的正规教导或精确资料。在早期,这个国家的医学作者几乎没有什么名气或财富来鼓励他们丰富他们时代的医学文献。的确,有人曾说过,殖民地的医生只是"把写作变成了一些特殊的公共责任紧急事件,或者是为了颁布和执行一些新的有用的实践模式。"因此,早期医生的能力,应该由他们留给我们的作品质量来判断,而不是数量;对他们进行公正的回顾就会让我们知道,与他们的欧洲同胞在同一时期的作品相比并没有受到影响。其中的一些并没有被认为不值得在皇家学会的汇报中发表,而且有些人已经在他们祖国的学术医学协会刊物上进行了发表。[①]

值得注意的是,在努力提供系统的教学课程之前,许多年都过去了,特别是当人们普遍认识到只有通过访问外国学校才能获得完整的医学教育这一事实的时候。美国,医学教学最早的例子可能是费城的托马斯·卡德瓦拉德(Thomas Cadwalader)医生从伦敦回来之后的解剖展示,他在伦敦时向著名的切斯尔登学习。[②]

大约是在1750年之前,当时有证据表明,在纽约有一具尸体被巴德和米德尔顿解剖开,并且血管被注射,用于教导从事医学研究的年轻人。

据说，这是美国有记载的、第一次通过解剖来传授医学知识的尝试。但人们相信，卡德瓦尔德的示范时间更早。

1754 年到 1756 年，苏格兰的威廉·亨特（William Hunter）医生在美国罗得岛州纽波特发表了关于解剖和手术的讲座；1762 年，希彭（Shppen）医生开展他的解剖学讲座后在费城正式就任，奠定了医学院（现在是宾夕法尼亚大学）的基础，在约翰·摩根（John Morgan）医生从欧洲归来后建立了与希彭的合作，并将合作转到了费城的大学上。因此，摩根医生的任命出现了第一个大学医学教授的职位。1767 年，在纽约建立了一所医学院，并于次年全面组织起来。哈佛大学的医学机构是下一个继任的，于 1782 年坐落于马萨诸塞州的坎布里奇市。这个国家设立的第四所医学院是 1797 年在新罕布什尔州汉诺威市的达特茅斯学院。这些在以前建立的医学院校都是这一时期医学发展的结果。

18 世纪，美国医学进步的局限性无文献记录或个人的科学研究记录。有人对这些进行了描述，他们有机会对那个时期以后的人提供更全面的资料，以后编译者对这个国家医学进展的丰富的记录感兴趣时，可作为参考。

在医学进展理论的综述中，从最早的时代到 18 世纪末期，世界上许多国家的各种革命历史的叙述引出一个重要的推论，即我们应该可以非常缓慢地接受任何流派或学说。医学科学进步的真正方法是观察和反思，实质上很可能会妨碍学者对成功的追求。然而，不论是专业的还是经验主义学说，哲学的问询者都可能会从中选择一些有用的东西。

虽然我们可能会因为相信独家的理论，使所有对自然现象的解释倾

---

①《纽约州立医学学会年度报告》，J. B. 贝克医生，1842 年，其中详细提到在我们的殖民时期所发表的所有杰出作品，以及在那段时期的医学历史上的许多普遍关注的问题。

②《宾夕法尼亚大学医学系历史》，约瑟夫·卡森（Joseph Carson），医学博士，费城，1869 年，第 39 页。

向于它,但我们必须记得,通过这样一个过程我们会徘徊于真实的道路,因为随着时间慢慢过去,空想的过度兴奋会变得成熟起来,我们肯定会回来。除了发现真理之外没有其他的动机,这让我们毫不后悔地从各种不同的好的派别和学说中做出选择,这些破碎的材料建造成了上层建筑。

当我们回顾医学从前的状态,反思无知、轻信和从前盛行的迷信时,我们会被发生在现代的巨大的进步所触动。我们必须在希望中鼓励自己,随着自然科学和伦理学的不断前进,新的观察方法和实验手段的发展,高尚的科学可能会在未来达到完美的境界,从而可以揭示现在的疑虑和困难。